Sampreetha Somashekar
T. P. Chandru

Otimizar a sobrevivência dos dentes: Endodontia regenerativa

Sampreetha Somashekar
T. P. Chandru

Otimizar a sobrevivência dos dentes: Endodontia regenerativa

Em Odontopediatria

Imprint

Any brand names and product names mentioned in this book are subject to trademark, brand or patent protection and are trademarks or registered trademarks of their respective holders. The use of brand names, product names, common names, trade names, product descriptions etc. even without a particular marking in this work is in no way to be construed to mean that such names may be regarded as unrestricted in respect of trademark and brand protection legislation and could thus be used by anyone.

Cover image: www.ingimage.com

This book is a translation from the original published under ISBN 978-620-8-06349-8.

Publisher:
Sciencia Scripts
is a trademark of
Dodo Books Indian Ocean Ltd. and OmniScriptum S.R.L publishing group

120 High Road, East Finchley, London, N2 9ED, United Kingdom
Str. Armeneasca 28/1, office 1, Chisinau MD-2012, Republic of Moldova, Europe
Printed at: see last page
ISBN: 978-620-8-10775-8

DEDICAÇÃO

Esta dissertação é dedicada aos meus queridos pais, *Somashekar, Padma. S,* cujo apoio e encorajamento têm sido a base do meu sucesso. Aos meus irmãos, *Sampratheek. S, Sunil. S e Shiro. S,* a vossa constante motivação levou-me a alcançar mais do que eu pensava ser possível. Ao meu querido marido, *Akash. T,* a sua infinita paciência e crença em mim têm sido a minha maior força. E aos meus *avós,* cujo amor, sabedoria e histórias moldaram os meus valores e aspirações,

Tenho uma dívida de gratidão.

Obrigado a todos por serem os meus pilares ao longo desta jornada.

<u>RECONHECIMENTO</u>

Tenho o privilégio e a honra de exprimir os meus mais sinceros agradecimentos à minha professora, **_Dra. B.M. Shanthala_**, Professora e Diretora-Geral, pela sua orientação, apoio, vigilância, contributos construtivos e motivação duradouros e inabaláveis, que me ajudaram a dar à presente dissertação a sua forma atual. O seu espírito perspicaz, o seu conhecimento profundo do assunto e os seus esforços incansáveis ajudaram-me a organizar esta dissertação.

A minha formação pós-graduada beneficiou inestimavelmente do bom senso e do conhecimento incomensurável do meu orientador, **_o Dr. T. P. Chandru_**, sem o qual teria sido impossível concluir com êxito a minha dissertação.

Reconheço com gratidão e agradeço de todo o coração à **_Dra. ZareenaM A,_** leitora, pelo seu apoio generoso e orientação competente.

Aproveito também esta oportunidade para agradecer a todos os membros do meu corpo docente, **_a Dra. Malvika, a Dra. Sri Lekha_** e **_a Dra. Sonali_**, pela sua orientação e contribuições.

Agradeço ao **_Dr. Sunil Muddaiah_**, Professor e Diretor, pela sua cooperação e orientação.

Estou grato pelo companheirismo das minhas duas co-pós-graduadas, **_a Dra. Heena_** e **_a Dra. Tressa_**, que são parte integrante da minha vida. O seu apoio e amizade foram constantes durante estes últimos anos e eu agradeço-os profundamente.

É com imenso prazer que agradeço aos meus superiores, **_a Dra. Niveditha Mohan,_**

Dr. Subhasree Dutta, Dr. Gahana Muthamma pelos seus conselhos e apoio constantes.

Seria injusto da minha parte se não estendesse a minha gratidão aos meus colegas *Dr. Tejaswini, Dr.ª Dona, Dr. Krishna, Dr. Shashwath, Dr. Saran, Dr.ª Akshatha* por estarem sempre ao meu lado e pela sua ajuda constante a vários níveis de trabalho.

DR. SAMPREETHA SOMASHEKAR

Índice

<u>INTRODUÇÃO</u>

A endodontia regenerativa é um campo inovador e em evolução dentro da medicina dentária, centrado na restauração de tecidos dentários danificados, incluindo a polpa e a dentina, através de mecanismos biológicos. Esta abordagem de vanguarda tem como objetivo aproveitar as capacidades regenerativas naturais do corpo para curar e regenerar o complexo da polpa dentária, que é crucial para manter a vitalidade e a função dos dentes. As técnicas da endodontia regenerativa envolvem frequentemente a utilização de células estaminais, factores de crescimento e engenharia de tecidos para promover a regeneração de tecido saudável no lugar da polpa doente ou necrótica. Esta mudança de paradigma em relação aos tratamentos endodônticos tradicionais, que se centram principalmente na remoção e substituição de tecidos infectados, oferece o potencial para resultados mais naturais e duradouros nos cuidados dentários.

O tratamento endodôntico de dentes permanentes imaturos com polpa necrótica é um procedimento clínico desafiador. Nas últimas décadas, esses dentes têm sido tratados por procedimentos de apexificação com as desvantagens de comprometimento do desenvolvimento radicular, espessamento da dentina radicular e comprometimento da relação coroa/raiz. [1]

À luz destas considerações, o Procedimento Endodôntico Regenerativo (REP) é descrito como "procedimentos de base biológica concebidos para substituir a estrutura danificada" e tem como objetivo proporcionar um ambiente adequado para promover a regeneração/reparação natural com uma parede polpa-dentina funcional e o encerramento apical. [12,31] Por conseguinte, os REP têm o potencial de aumentar o comprimento da raiz, engrossar a parede da raiz e conseguir o encerramento apical. [][4-13]

A saúde dos dentes depende da integridade do tecido duro e da funcionalidade da polpa e dos tecidos periodontais, que são essenciais para o fornecimento de nutrientes aos dentes. A polpa dentária tem origem nas células da crista neural. A proliferação e a condensação dessas células resultam na formação da papila dentária, que posteriormente se desenvolve na polpa madura. A polpa madura assemelha-se muito ao tecido conjuntivo embrionário e apresenta uma camada periférica de células altamente especializadas, conhecidas como odontoblastos. A polpa dentária é única devido ao seu confinamento físico, à sua elevada densidade de inervação nervosa sensorial e aos seus ricos componentes microcirculatórios. [14,1 5]

Um estudo recente que investigou a invasão bacteriana nos túbulos dentinários de dentes humanos, com ou sem polpa viável, descobriu que os dentes com polpas saudáveis são significativamente mais resistentes à penetração bacteriana do que os dentes com obturações de canais radiculares. Este facto indica que a polpa desempenha um papel crucial neste mecanismo de defesa. [1 5] As células especializadas da polpa, nomeadamente os odontoblastos, e possivelmente as células mesenquimatosas indiferenciadas (que podem diferenciar-se em células formadoras de dentina quando estimuladas), mantêm a capacidade de produzir dentina ao longo da vida. Isto permite que a polpa saudável compense parcialmente a perda de esmalte ou dentina devido a cáries dentárias ou desgaste dentário, formando uma barreira de tecido duro que isola os irritantes do tecido pulpar remanescente. I I!14,15,16

A compreensão da função normal da polpa dentária, dos seus componentes e das suas interações é essencial para compreender as alterações que ocorrem nas polpas doentes. A polpa dentária doente, com o seu potencial reparador limitado, oferece poucas opções de tratamento, como o capeamento pulpar ou a terapia de canal radicular. Para além disso, as restaurações ou próteses dentárias têm um tempo de vida limitado. O sucesso das terapias da polpa vital depende de factores como a idade do paciente, a extensão da exposição da polpa e a duração da exposição, tornando imprevisíveis os resultados a longo prazo destas terapias. [15,1 6] Consequentemente, a investigação atual centra-se no desenvolvimento de terapias alternativas de substituição de tecidos dentários. Isto levou a um interesse na aplicação da engenharia de tecidos dentários como uma abordagem clinicamente relevante para regenerar os tecidos dentários e criar dentes inteiros com bioengenharia, o que alargará o âmbito do tratamento endodôntico. [17]

As descobertas da biologia do desenvolvimento melhoraram a nossa compreensão dos genes envolvidos em processos normais e patológicos. Para além dos factores de transcrição, os factores de crescimento e várias moléculas da matriz extracelular (MEC) desempenham papéis cruciais na facilitação da reparação e regeneração controlada dos tecidos. Quando a dentina do dente é perdida ou fracturada, o tecido pulpar pode ficar exposto devido a cáries ou traumatismos. A cicatrização de dentes gravemente danificados é um desafio, principalmente porque a polpa dentária não tem a capacidade de regenerar a sua população celular e a sua estrutura mineralizada após uma lesão ou infeção. Este desafio sublinha a importância do desenvolvimento de terapias dentárias que utilizem abordagens de engenharia de tecidos para regenerar dentes doentes, perdidos ou em falta, em vez de apenas a polpa dentária.

As descobertas da biologia do desenvolvimento aprofundaram a nossa compreensão dos genes envolvidos em processos normais e patológicos. Os factores de transcrição, os factores de crescimento e várias moléculas da matriz extracelular (MEC) desempenham papéis fundamentais na promoção da reparação e regeneração controlada dos tecidos. Quando a dentina do dente é perdida ou fracturada devido a cáries ou traumatismos, o tecido pulpar pode ficar exposto. A cicatrização de dentes gravemente danificados é um desafio porque a polpa dentária não tem a capacidade de regenerar a sua população celular e a sua estrutura mineralizada após uma lesão ou infeção. Este desafio realça a necessidade de terapias dentárias que utilizem abordagens de engenharia de tecidos para regenerar dentes doentes, perdidos ou em falta, em vez de apenas a polpa dentária.

A ideia de induzir dentina reparadora para tratar o tecido dentário perdido devido à progressão da cárie não é nova. Os primeiros trabalhos sobre a indução biológica da dentina foram inspirados por um artigo seminal de Urist, que demonstrou pela primeira vez que o pó de osso desmineralizado tinha potencial indutor e conduzia à formação de osso ectópico. Da mesma forma, o pó de dentina desmineralizada tem uma capacidade inerente de induzir a mineralização. Quando aplicada diretamente em áreas de exposição pulpar, a dentina desmineralizada promove a formação local de tecido mineralizado. Pesquisas posteriores revelaram que a atividade da proteína morfogénica óssea (BMP) na matriz da dentina induz a formação de dentina reparadora. Estes resultados alinham-se com estudos de biologia do desenvolvimento que examinaram o papel das BMPs na diferenciação dos odontoblastos e na síntese da matriz dentinária, sugerindo potenciais aplicações das BMPs na regeneração da dentina.

O contra-argumento para o desenvolvimento da endodontia regenerativa é que, em dentes completamente desenvolvidos, a polpa não influencia qualquer forma, função ou estética, tornando a terapia de canal com material de obturação o tratamento mais prático. No entanto, existe um risco potencial de que os materiais de obturação endodôntica e os selantes possam descolorir a coroa do dente, afectando a estética. Para além disso, a utilização prolongada de materiais como o hidróxido de cálcio pode enfraquecer a dentina da raiz. Alguns materiais, como o cimento Portland ou o agregado de trióxido mineral (MTA), também podem promover a dentinogénese regenerativa e a formação de pontes de dentina. Os eventos celulares que levam à formação de dentina com estes materiais podem assemelhar-se aos observados com abordagens mediadas por factores de crescimento.

Embora a endodontia regenerativa seja uma promessa significativa para o futuro dos cuidados dentários, existem vários desafios e limitações que condicionam a sua adoção generalizada. Uma das principais preocupações é a previsibilidade e a consistência dos resultados. O sucesso dos procedimentos regenerativos pode ser altamente variável, influenciado por factores como a idade do paciente, a extensão da lesão pulpar e a presença de infeção. Além disso, a complexidade e o custo destes tratamentos avançados podem ser proibitivos, limitando a acessibilidade de muitos pacientes. Há também necessidade de mais estudos clínicos a longo prazo para compreender plenamente a eficácia e os potenciais riscos associados às técnicas regenerativas. Além disso, as considerações regulamentares e éticas que rodeiam a utilização de células estaminais e outros materiais biológicos acrescentam uma outra camada de complexidade. Consequentemente, apesar do seu potencial, a endodontia regenerativa enfrenta obstáculos significativos antes de se poder tornar uma alternativa comum aos tratamentos endodônticos tradicionais.

<u>HISTÓRIA</u>

A regeneração, cujas raízes remontam a civilizações antigas, evoluiu para um sofisticado campo de estudo da biologia. Os gregos antigos reconheceram os poderes regenerativos do fígado, enquanto Aristóteles documentou a notável capacidade dos lagartos para regenerar as pontas das suas caudas por volta de 330 a.C. Nomeadamente, no final do século XVIII, Spallanzani observou que os tritões podiam regenerar membros completos, lançando as bases para uma maior exploração. [18]

Há cerca de mil anos, o médico indiano Sushruta foi pioneiro na utilização de transplantes de pele autogénicos para reconstruir narizes e orelhas cortados, demonstrando as primeiras tentativas de regeneração de tecidos. O enxerto de tecidos teve impacto no início do século XVI, quando os cirurgiões Cosmas e Damião tentaram substituir a perna doente de um doente por uma perna de um mouro, deixando-o com uma perna branca e outra preta. [19] O século XX assinalou marcos importantes neste domínio, com o Dr. John Enders a receber o Prémio Nobel em 1954 pelo seu trabalho sobre o cultivo do poliovírus em células renais embrionárias humanas,[20] um avanço na investigação sobre células estaminais.

Em 1964, a descoberta por Marshall Urist da Proteína Morfogénica Óssea a partir de pó de osso desmineralizado e seco expandiu ainda mais a nossa compreensão dos processos regenerativos. Na década de 1980, um cirurgião de transplantes de órgãos propôs que os tecidos ou órgãos pudessem ser gerados através da sementeira de células num suporte biodegradável.

O ponto de viragem ocorreu em 1998, quando James Thomson, um biólogo do Wisconsin, isolou células de embriões precoces, o que levou ao desenvolvimento das primeiras linhas de células estaminais embrionárias humanas.

O termo Engenharia de Tecidos surgiu em 1993 com a publicação de um artigo de revisão na revista Science por Robert Langer e Joseph Vacanti.

O epicentro da conceção, nascimento e batismo da Engenharia de Tecidos foi nos laboratórios científicos de Boston e Cambridge, Massachusetts, e arredores. A Sociedade de Engenharia de Tecidos (TES) desempenhou um papel crucial na preparação do caminho para a criação da Sociedade Internacional de Engenharia de Tecidos e Medicina

Regenerativa (TERMIS), uma iniciativa global que uniu as sociedades asiáticas e europeias na procura do avanço da medicina regenerativa.

Os fundamentos da regeneração dentária foram lançados quando o estomatologista G. L. Feldman (1932) propôs que, através do princípio biológico-assético da terapia dentária, a regeneração da polpa poderia ser alcançada e utilizou obturações de dentina para estimular a regeneração da polpa.[21] Em 1952, o Dr. B.W. Hermann relatou a aplicação de $Ca(OH)_2$ num caso de amputação da polpa vital; em 1957, Gavrilov demonstrou a regeneração da dentina e do cemento da raiz do dente em cães.[21] A regeneração da polpa, que era fundamental para os procedimentos endodônticos regenerativos, foi conceptualizada por Ostby em 1961.[21] Os esforços subsequentes levaram ao desenvolvimento da regeneração óssea/tecido guiada (GTR/GBR) no final da década de 1960-1970. Em 1971, Nygaard-Ostby & Hjortdal efectuaram estudos que podem ser considerados os precursores da regeneração pulpar. [22] Em 1974, Myers & Fountain postularam que a ausência de bactérias é fundamental para uma revascularização bem-sucedida, pois o novo tecido parará no nível em que encontrar bactérias no espaço do canal. Skoglund et.al, em 1978, demonstraram que, numa avulsão traumática, os vasos sanguíneos crescem lentamente do ápice em direção ao corno pulpar, substituindo a polpa necrosada deixada para trás após a lesão de avulsão.

A série de casos de avulsão humana por Kling et.al em 1986 e estudos controlados em animais por Cvek et.al em 1990 e Ritter et.al em 2004 mostraram evidências radiográficas e histológicas de revascularização bem-sucedida de dentes permanentes imaturos após o reimplante. Neste caso, a polpa necrótica não infetada actua como um suporte para o crescimento de novo tecido a partir da área periapical.

Em 2001, Iwaya et al. descreveram um procedimento denominado revascularização que resultou no espessamento das paredes do canal radicular e no desenvolvimento contínuo da raiz. Em 2004, Banchs e Trope propuseram um protocolo clínico para a revascularização de dentes imaturos infectados. [21] Nakashima et.al, em 2005, foi o pioneiro na aplicação da engenharia de tecidos à regeneração de tecidos dentários. Murray P et.al apresentou as potenciais tecnologias para a Endodontia Regenerativa em 2007. Em 2011-2012, a Terminologia Dentária Atual da Associação Dentária Americana (ADA) reconheceu a regeneração da polpa como um procedimento endodôntico e atribuiu-lhe um código (D3354).

Esta viagem histórica sublinha a evolução contínua da regeneração e da engenharia de tecidos, mostrando a fusão de observações antigas, descobertas pioneiras e esforços de colaboração que moldaram a nossa compreensão do potencial regenerativo dos organismos vivos, incluindo os seres humanos.

DEFINIÇÕES

"Procedimentos de base biológica concebidos para substituir fisiologicamente as estruturas dentárias danificadas, incluindo a dentina e as estruturas radiculares, bem como as células do complexo dentina-polpa". [23]

"Procedimentos que visam a regeneração da dentina, polpa e tecidos circundantes para restaurar a função normal do dente" [2].

"A endodontia regenerativa emprega procedimentos de base biológica concebidos para substituir estruturas danificadas, como a dentina, as estruturas radiculares e as células do complexo polpa-dentina". [24]

OBJECTIVOS E METAS DA ENDODONTIA REGENERATIVA

Os objectivos do procedimento endodôntico regenerativo são

- Regenerar o tecido semelhante à polpa, idealmente o complexo polpa-dentina
- Regenerar a coroa danificada, por exemplo, na sequência de uma exposição a cáries
- Regenerar raiz reabsorvida, dentina cervical ou apical

Os objectivos da endodontia regenerativa são:

- OBJECTIVO PRIMÁRIO - eliminar os sintomas e iniciar a cicatrização do osso.
- OBJECTIVO SECUNDÁRIO - aumentar a espessura da parede da raiz e aumentar o comprimento da raiz.
- OBJECTIVO TERCIÁRIO - resposta positiva aos testes de vitalidade

<u>NECESSIDADE DE TÉCNICAS REGENERATIVAS</u> [25]

A maioria dos tecidos não tem capacidade para se regenerar após uma lesão, o que torna a reparação essencial. No entanto, a reparação pode levar a resultados indesejáveis, como cicatrizes internas e externas. Em contraste, os tecidos regenerados cicatrizam perfeitamente, sem deixar vestígios de cicatrizes ou danos anteriores. Mesmo os tecidos que podem regenerar-se espontaneamente podem não o fazer completamente quando confrontados com grandes defeitos. As anomalias congénitas também requerem a reconstrução de tecidos. A regeneração pode restaurar a função quando esta está comprometida e resolver problemas congénitos como a ausência de córneas, defeitos cardíacos ou doenças como a talassemia, em que a função normal estava inicialmente ausente.

As técnicas regenerativas melhoram os processos naturais de cura, tornando-os mais rápidos e mais eficazes. Estas tecnologias criam um ambiente propício ao crescimento total de tecidos em falta ou danificados que normalmente não se regenerariam, desencadeando assim a cura no doente. À medida que o tecido se regenera, os cientistas adquirem uma melhor compreensão de vários defeitos congénitos, o que ajuda na prevenção e no tratamento destas condições.

O transplante é outra opção, mas é limitado pela escassez de tecidos de dadores. As técnicas regenerativas têm potencial para resolver a escassez de dádivas de órgãos e o problema da rejeição de transplantes de órgãos, uma vez que as células do órgão regenerado corresponderão às do doente.

Ao fornecer tecidos e órgãos "a pedido", as técnicas regenerativas podem melhorar a qualidade de vida dos indivíduos e reduzir os custos dos cuidados de saúde. Além disso, os testes de toxicidade podem ser efectuados em órgãos desenvolvidos em laboratório, oferecendo o melhor cenário possível para testar novos medicamentos sem levantar preocupações éticas ou morais.

COMPLEXO DENTINA-POLPA

A polpa é um tecido mole distinto de origem mesenquimal que contém células especializadas conhecidas como odontoblastos, que estão dispostas perifericamente em contacto direto com a matriz dentinária. A conexão íntima entre os odontoblastos e a dentina é chamada de complexo dentina-polpa. Esta estreita relação é uma das razões pelas quais a dentina e a polpa devem ser consideradas uma entidade funcional composta por elementos histologicamente distintos.[26,27] [Fig. 1]

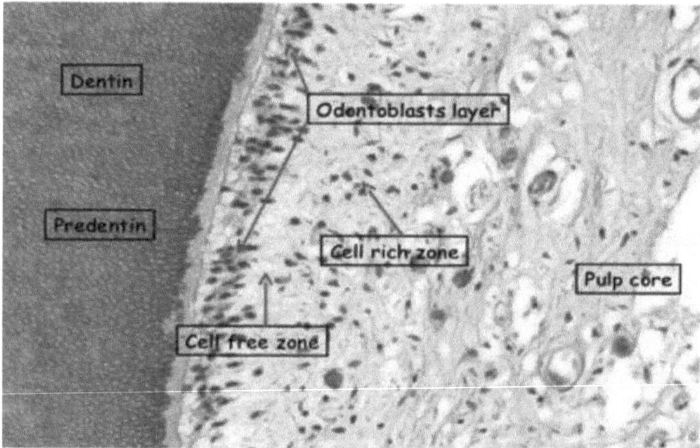

Fig 1: Complexo dentina-polpa

O complexo dentina-polpa tem uma capacidade natural de se regenerar, levando à formação de dentina terciária. Os odontoblastos podem sobreviver a lesões ligeiras, tais como atrito ou cáries precoces, e segregar uma matriz dentinária reactiva. No entanto, traumas mais graves, como cáries avançadas ou procedimentos restauradores, podem resultar na morte dos odontoblastos existentes. [28] Em resposta a estímulos na interface dentina-polpa, novos odontoblastos são recrutados e se diferenciam no local da lesão para sintetizar dentina reparadora atubular, também conhecida como osteodentina. Esta dentina reparadora forma uma ponte de tecido mineralizado por baixo da área extensamente danificada, ajudando a preservar a vitalidade da polpa. [29]

Quando toda a polpa dentária é removida, os dentistas preenchem os canais radiculares com biomateriais como a guta-percha para evitar a reinfeção bacteriana. Apesar disso, alguns dentes tratados com canais radiculares voltam a ser infectados devido a estruturas anatómicas complexas ou a um tratamento inadequado, levando a lesões em torno do ápice da raiz.[12] Além disso, os dentes sem polpa dentária vital perdem as suas capacidades defensivas, resultando muitas vezes em danos graves, como a progressão de cáries radiculares e fracturas dentárias, que podem, em última análise, levar à extração do dente.[30]

A polpa madura tem uma semelhança com o tecido conjuntivo embrionário e é, por isso, uma fonte rica em células estaminais. A polpa alberga uma série de elementos tecidulares, incluindo axónios, tecido vascular, fibras de tecido conjuntivo, substância fundamental, fluido intersticial, odontoblastos, fibroblastos, células imunocompetentes e outros componentes celulares. Estes componentes respondem de forma dinâmica a estímulos de desenvolvimento, fisiológicos ou patológicos. O padrão global de resposta dinâmica desempenha um papel fundamental no facto de o tecido pulpar se adaptar ou sofrer necrose tecidular a estes estímulos [15].

A dentina é a porção de tecido duro do complexo dentina-polpa e constitui a maior parte do dente. É uma matriz semelhante a um osso, caracterizada por múltiplos túbulos dentinários estreitamente compactados que atravessam toda a sua espessura e contêm extensões citoplasmáticas dos odontoblastos que outrora formaram a dentina e a mantêm [45,1,1,16].

A vitalidade do complexo dentina-polpa é crucial para a sobrevivência do dente e é o foco principal das estratégias de gestão clínica. As células da polpa não só mantêm a homeostase dos tecidos após o desenvolvimento do dente, como também desempenham um papel fundamental nas reacções de defesa a lesões e nos eventos reparadores que levam à regeneração dos tecidos. A resposta global do dente à lesão envolve uma interação complexa entre a lesão, a defesa e o processo regenerativo. A interação e o equilíbrio relativo entre estes processos são os principais determinantes da vitalidade dos tecidos e da sobrevivência do dente. [16].

DENTINOGÉNESE

Indução e regulação da dentinogénese [15]

A dentinogénese começa com a diferenciação terminal dos odontoblastos durante o desenvolvimento embrionário e continua ao longo da vida de um dente. Durante esse período, tanto a diferenciação terminal quanto a atividade secretora subseqüente dos odontoblastos são estreitamente reguladas. A dentinogénese começa nas pontas das cúspides depois de os odontoblastos se terem diferenciado e iniciado a produção de colagénio. À medida que os odontoblastos se diferenciam, mudam de uma forma ovoide para uma forma colunar, com os seus núcleos a orientarem-se para a base.

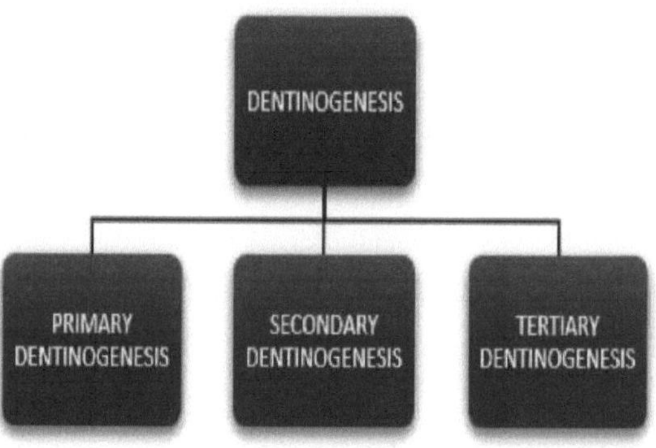

Fig 2: Dentinogénese

Dentinogénese primária

- Durante a formação da coroa e da raiz, a regulação e o início da dentinogénese ocorrem num padrão temporo-espacial bem definido, que é seguido por uma fase de secreção ativa pelos odontoblastos, sendo este processo conhecido como dentinogénese primária.

- A dentina primária é a dentina tubular regular formada antes da erupção e da conclusão da região apical do dente, incluindo a primeira dentina do manto formada.

Dentinogénese secundária

- Uma vez concluída a formação da raiz, com o dente na sua posição funcional, os odontoblastos reduzem acentuadamente a atividade secretora ao ponto de se tornarem quase quiescentes, o que é conhecido como dentinogénese secundária.

- A dentina secundária é a ortodentina circumpulpar regular formada (em continuidade tubular com a dentina primária) a um ritmo mais lento ao longo da vida restante do dente.

Dentinogénese terciária

- A atividade secretora dos odontoblastos depende da estreita inter-relação estrutural e funcional entre o complexo polpa-dentina. Esta inter-relação é evidenciada pelo facto de estes tecidos serem capazes de responder às alterações ambientais, regulando a dentinogénese no local da lesão.

A extraordinária capacidade regenerativa do complexo dentina-polpa oferece muitos desafios para o desenvolvimento de novas abordagens biológicas para a reparação dos tecidos dentários. Os eventos de desenvolvimento são imitados durante a reparação dos tecidos dentários e a sua compreensão pode fornecer uma base para o desenvolvimento de novas abordagens biológicas para a reparação dos tecidos.

ASPECTOS FUNCIONAIS [15,16]

A matriz orgânica dentinária é composta por colagénio, proteínas não colagénicas, proteoglicanos e outros componentes estruturais menores. Duas proteínas não colagénicas, a DPP (Dentin phosphoprotein) e a DSP (Dentin sialoprotein), parecem ser específicas da dentina, mas não dos odontoblastos. A secreção e o sequestro de moléculas potencialmente activas pertencentes à superfamília TGFβ/BMP, que não são específicas nem dos odontoblastos nem da dentina, têm uma importância funcional significativa. A presença de morfologia tubular é uma caraterística fenotípica importante do tecido.

MOLÉCULAS DE SINALIZAÇÃO E DIFERENCIAÇÃO DE ODONTOBLASTOS [16,17]

Durante a odontogénese, a diferenciação terminal dos odontoblastos é controlada pelo epitélio dentário interno (IDE) e depende das interações mediadas pela matriz. A membrana basal desempenha um papel importante e pode atuar como substrato e reservatório para a apresentação de moléculas activas. Os factores parácrinos/autócrinos podem associar-se à membrana basal e fornecer um sinal indutivo para a diferenciação dos odontoblastos. O controlo temporal e espacial da expressão da distribuição das moléculas sinalizadoras pode ser crítico para determinar quais as células mesenquimatosas dentárias que podem responder aos sinais indutores. No entanto, os regulamentos não são fornecidos apenas pelas moléculas de sinalização e pelo seu mecanismo de ativação, podendo também depender da expressão de receptores específicos da superfície celular.

In vitro, o TGFβ -1, o TGFβ -3, a folistatina, a BMP-2, -4 e o IGF-1 mostraram efeitos diferenciais, o IGF -1 estimulou a polarização citológica das células semelhantes aos odontoblastos, enquanto a BMP permitiu a diferenciação funcional em áreas restritas e o TGFβ estimulou gradientes de odontoblastos como diferenciação funcional numa área grande. No entanto, os papéis específicos destes factores de crescimento durante o desenvolvimento são difíceis de identificar devido a:-

- Expressão simultânea de várias moléculas durante o desenvolvimento dos dentes

- O facto de estas moléculas actuarem tanto de forma autócrina como parácrina

- A redundância biológica de várias destas moléculas

- A existência de efeitos sinérgicos.

- Após a dentinogénese primária, os odontoblastos permanecem funcionais e segregam continuamente dentina secundária fisiológica a um ritmo muito mais lento. Os odontoblastos apresentam alterações regressivas à medida que a célula progride para as fases de transição e de repouso. No entanto, o odontoblasto ainda mantém a sua capacidade de responder a estímulos ambientais e de regular a sua atividade secretora durante a dentinogénese terciária. A dentina terciária foi subdividida em dentina reactiva e reparadora para clarificar o processo que conduz à secreção.

A dentina reactiva é segregada pelos odontoblastos pós-mitóticos sobreviventes, que são responsáveis pela dentinogénese primária, em resposta a um estímulo apropriado. Este processo envolve a regulação focal do comportamento secretor dos odontoblastos primários como reação a uma lesão ligeira. Existe um debate sobre se a resposta dentinogénica reacional é verdadeiramente distinta da dentinogénese fisiológica primária e secundária. Foi sugerido que o mecanismo que estimula a dentinogénese reacionária envolve a difusão transdentinária de componentes da matriz dentinária de coelho implantados através dos túbulos dentinários sob a cavidade, levando à interação com os odontoblastos.

DENTINOGÉNESE REACTIVA[31]

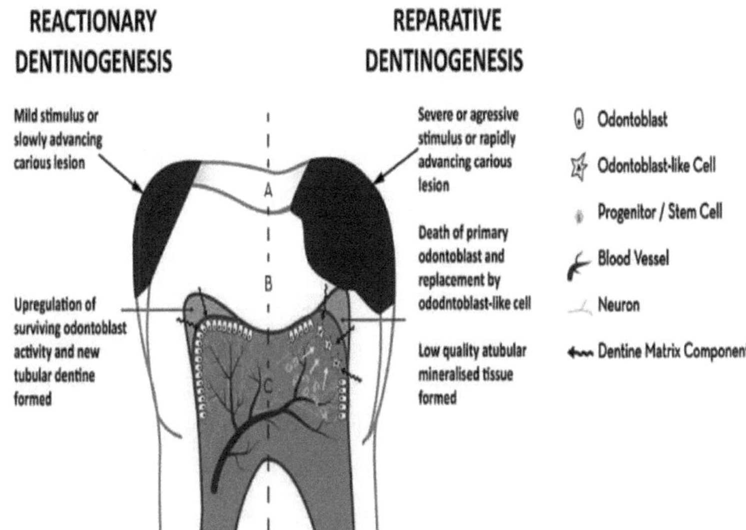

Fig 3: - Diagrama esquemático comparando o processo envolvido na dentinogénese reactiva e reparadora

Os factores de crescimento podem desempenhar um papel crucial como mediadores autócrinos ou parácrinos da síntese de odontoblastos e das suas actividades secretoras. Este processo pode espelhar os eventos embrionários durante a reparação. Os odontoblastos recém-diferenciados expressam tanto transcritos quanto proteínas, como o TGFβ-1. A expressão de desenvolvimento destes factores de crescimento pelos odontoblastos após a diferenciação pode continuar ao longo do ciclo de vida dos odontoblastos. A dentina parece sequestrar o TGFβ e outros factores de crescimento, indicando que os odontoblastos expressam estas moléculas ao longo de grande parte da dentinogénese circumpulpar.

A lesão cariosa e as tentativas clínicas de restaurar a lesão (por exemplo, agentes condicionadores da cavidade) podem contribuir para a libertação de factores de crescimento da matriz dentinária, estimulando a reparação dos tecidos. Os mecanismos pelos quais o TGF β estimula a dentinogénese reacional ainda não estão totalmente esclarecidos. A cascata de sinalização a jusante da proteína SMAD liga a transcrição dos TGF βs e pode modular a síntese de colagénio, fibronectina e proteoglicanos em várias células. Parece provável que ocorra uma regulação semelhante da síntese da MEC nos odontoblastos.

Em resposta às lesões cariosas iniciais, os odontoblastos aumentam principalmente a síntese proteica. A proteína de ligação à fibronectina, associada à reorganização do citoesqueleto durante a diferenciação dos odontoblastos, parece ser transitoriamente expressa nas áreas apicais das membranas dos odontoblastos sob as lesões cariosas. Isto ilustra outra semelhança entre a dentinogénese reacionária e a primária.

FACTORES QUE AFECTAM A DENTINOGÉNESE REACCIONAL [14A5,16]

Uma resposta reactiva está tipicamente associada a lesões pequenas e de progressão lenta. Em contraste, as lesões mais activas têm maior probabilidade de resultar na morte dos odontoblastos primários, levando à dentinogénese reparadora se as condições tecidulares prevalecentes o permitirem. Vários factores relacionados com a preparação e restauração da cavidade podem influenciar a resposta dentinogénica terciária, incluindo:

- O método de preparação da cavidade,
- As dimensões da cavidade,
- A espessura residual da dentina (RDT) da cavidade (FIG. 4),
- Gravura da cavidade, e
- A natureza dos materiais dentários utilizados e o método da sua aplicação para a restauração.

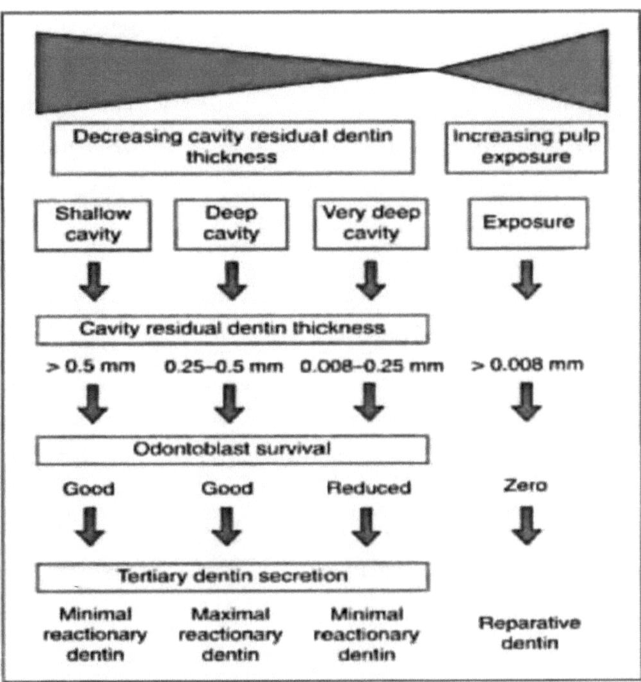

Fig. 4. Papel da espessura da dentina remanescente (RDT) e o seu efeito na reparação [15]

DENTINOGÉNESE REPARADORA [15]

A dentina reparadora é segregada pela nova geração de células semelhantes a odontoblastos em resposta a um estímulo apropriado após a morte dos odontoblastos. A dentinogénese reparadora requer tanto a indução da diferenciação de uma nova população de células semelhantes a odontoblastos como a subsequente regulação celular para segregar uma matriz de dentina reparadora. A consideração de vários aspectos, a regulação destes processos é importante para o resultado de uma regeneração tecidular bem sucedida após uma lesão.

INDUÇÃO DA DIFERENCIAÇÃO DE CÉLULAS SEMELHANTES A ODONTOBLASTOS

À semelhança da diferenciação dos odontoblastos primários durante o desenvolvimento do dente, é necessário um sinal indutor adequado para a célula progenitora. A indução da dentinogénese reparadora por factores de crescimento tem sido estudada in vivo através de estudos de capeamento pulpar em animais. No local periférico da polpa, o TGF β-1 mostra uma indução variável da dentinogénese reparadora. Foi observada a formação de dentina tubular quando a BMP-2 e a BMP-4 foram implantadas com matriz dentinária inativa. A implantação de BMP-7 (OP-1) em dentes de primatas expostos resultou na deposição de uma quantidade significativa de dentina reparadora e na formação de uma ponte de dentina. Adicionalmente, a activina pode induzir a diferenciação de odontoblastos a partir da papila dentária embrionária.

ESPECIFICIDADE DA RESPOSTA DENTINOGÉNICA REPARADORA

A dentinogénese reparadora engloba uma vasta gama de actividades, em grande parte devido às várias células envolvidas na resposta à lesão. Quando os odontoblastos primários morrem, é necessária uma nova geração de células semelhantes aos odontoblastos. Uma população relativamente pequena de células mesenquimais indiferenciadas pode servir como progenitoras dessas células semelhantes aos odontoblastos. Outras células, como as células perivasculares e os fibroblastos, também têm sido sugeridas como progenitoras para a diferenciação de células odontoblastóides. Na polpa mais velha, onde o número de células mesenquimais indiferenciadas diminui, os pericitos podem diferenciar-se em células odontoblastóides, se tiverem capacidade para o fazer. O fator de transcrição Cbfa1 (fator de ligação ao núcleo A1) é um regulador crítico da diferenciação dos osteoblastos, mas encontra-se desregulado nos odontoblastos totalmente diferenciados.

INTENSIDADE E EXTENSÃO DA DENTINOGÉNESE REPARADORA

A secreção ativa de matriz pelas células requer provavelmente um sinal estimulador positivo ou a remoção de um sinal inibidor negativo. A regulação positiva da secreção de matriz durante a dentinogénese reparadora espelha de perto o processo que ocorre durante a dentinogénese reactiva. Os mecanismos moleculares e celulares envolvidos no aumento da atividade dos odontoblastos durante a dentinogénese reparadora estão apenas a começar a ser compreendidos.

EVENTOS EMBRIONÁRIOS COMO MODELO PARA A REPARAÇÃO E REGENERAÇÃO DE TECIDOS

O desenvolvimento do dente é um processo complexo que envolve uma série de interações recíprocas entre o epitélio oral e as células mesenquimatosas derivadas das células da crista neural craniana. A capacidade das células da polpa de resistir e reparar lesões é crucial para manter a integridade e a homeostase do órgão dentário. A comparação dos eventos do desenvolvimento do dente com a reparação dos tecidos dentários revela muitos processos semelhantes, sugerindo potencial para novas abordagens biológicas à reparação dos tecidos dentários que poderiam eventualmente substituir os métodos tradicionais. Durante anos, os cirurgiões-dentistas confiaram num número limitado de agentes capeadores para preservar a vitalidade dos dentes, sendo o hidróxido de cálcio o mais eficaz. Os conhecimentos da biologia do desenvolvimento aprofundaram a nossa compreensão dos genes envolvidos nos processos normais e patológicos. Este conhecimento, combinado com uma série de factores de transcrição, factores de crescimento e moléculas da matriz extracelular (MEC), abriu o caminho para a reparação e regeneração controladas. (fig. 5).

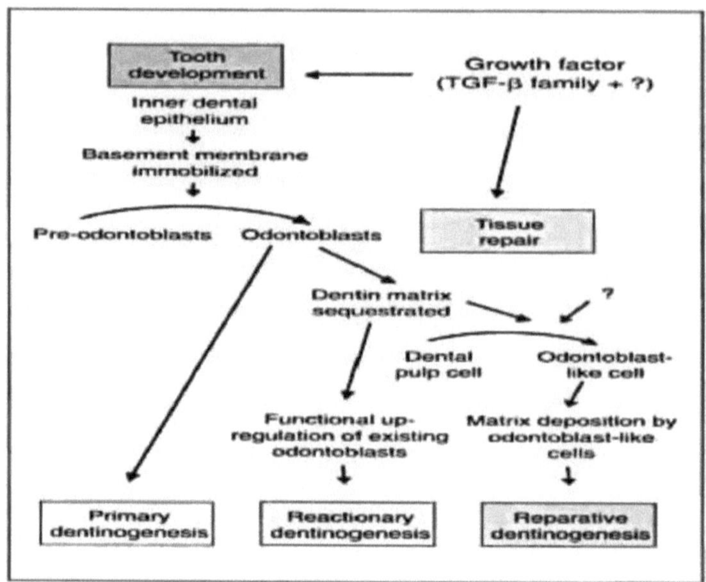

Fig: 5- Comparação de eventos durante o desenvolvimento do dente e a reparação do tecido dentinário, destacando muitas semelhanças no processo que está a ocorrer.

A elevada suscetibilidade dos dentes a danos, associada à natureza não regenerativa dos tecidos dentários, sublinha a necessidade de terapias de substituição dos dentes. A medicina dentária de restauro e a ciência dos materiais colaboraram na criação de vários materiais sintéticos para restaurar o tecido duro dentário danificado. Embora estes materiais e terapias se tenham revelado eficazes, não possuem as mesmas propriedades mecânicas e físicas que a dentina, o esmalte e o complexo dentina-polpa formados naturalmente, nem reproduzem totalmente a sua funcionalidade. Por conseguinte, a regeneração precisa do complexo dentina-polpa é um ponto-chave na investigação endodôntica atual. Esta endodontia regenerativa baseia-se em três elementos críticos: células estaminais, factores de crescimento e suportes.

ENGENHARIA DE TECIDOS

A engenharia de tecidos é um domínio interdisciplinar que combina princípios da engenharia e das ciências da vida para desenvolver substitutos biológicos que restauram, mantêm ou melhoram a função dos tecidos. [Este campo envolve a interação entre células estaminais, factores de crescimento e suportes (matrizes biológicas). Estudos anteriores demonstraram que a manipulação destes três factores pode permitir a regeneração dos tecidos, um processo que não ocorreria naturalmente sem essa intervenção.

ELEMENTOS-CHAVE DOS OBJECTIVOS DA ENGENHARIA DE TECIDOS[33 ,34]

Os objectivos dos procedimentos endodônticos regenerativos são

- Para regenerar tecidos semelhantes à polpa, idealmente o complexo dentina-polpa
- Para regenerar a dentina coronal danificada, ou seja, após exposição cariosa
- Para regenerar raiz reabsorvida, dentina cervical ou apical

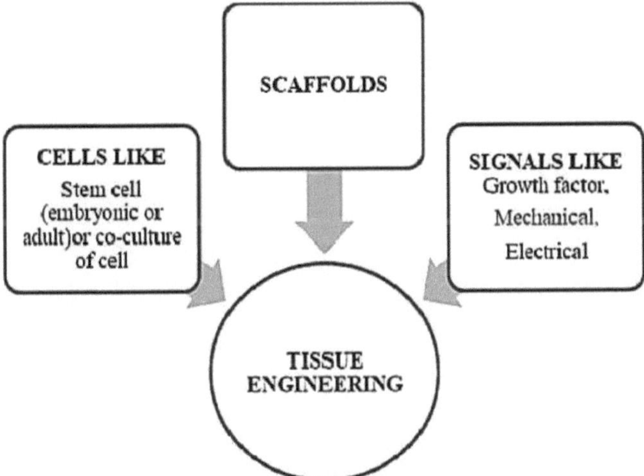

Fig. 6. Elementos-chave da engenharia de tecidos

Representação de três abordagens diferentes de engenharia de tecidos: condutiva, indutiva e transplante de células.

A **abordagem condutora** envolve a utilização de uma membrana de barreira para evitar que as células do tecido conjuntivo perturbem o processo de regeneração, permitindo simultaneamente que as células hospedeiras desejadas ocupem o local de regeneração.

A **abordagem indutiva** utiliza um suporte de polímero biodegradável para fornecer factores de crescimento e genes ao local do hospedeiro. Estes factores de crescimento ou genes podem ser libertados a uma taxa controlada à medida que o polímero se degrada.

A estratégia **de transplante de células** utiliza um veículo semelhante para entregar e transplantar células e tecidos parciais para o local do hospedeiro.

As abordagens condutoras utilizam passivamente biomateriais para facilitar o crescimento ou a capacidade regenerativa do tecido existente. Por exemplo, as membranas de barreira são utilizadas na regeneração guiada de tecidos. Nyman et al. foram os pioneiros na utilização bem sucedida de mecanismos osteocondutores para promover a cicatrização selectiva de feridas, apoiando o crescimento de células de suporte periodontal e excluindo as células epiteliais gengivais e do tecido conjuntivo dos locais de reconstrução. A utilização correta das membranas de barreira assegura uma reparação óssea previsível e uma nova fixação histologicamente verificável, incluindo a formação de novo cemento e fibras do ligamento periodontal. Além disso, a osseointegração de implantes dentários, outra abordagem condutora amplamente utilizada, revolucionou as opções de tratamento na medicina dentária restauradora e protética.

A segunda grande estratégia de engenharia de tecidos, conhecida como indução, envolve a ativação de células perto do local do defeito com sinais biológicos específicos. Urist foi o primeiro a demonstrar que se podia formar osso novo em locais não mineralizados, ou ectópicos, após a implantação de osso em pó (osso que foi desmineralizado e moído em partículas finas). O osso em pó continha proteínas chamadas BMPs, que se verificou serem os elementos cruciais para induzir a formação óssea. As BMPs têm sido utilizadas em numerosos ensaios clínicos e mostram-se muito promissoras como método terapêutico para regenerar e reparar o osso em várias situações, incluindo fracturas que não cicatrizam e doença periodontal.

Uma limitação das abordagens indutivas é a falta de factores indutivos conhecidos para determinados tecidos. Nestes casos, considera-se o transplante de células. Este envolve o transplante direto de células cultivadas em laboratório. O médico faz uma biopsia de uma pequena amostra de tecido e são utilizadas técnicas de biologia celular para multiplicar as células, mantendo a sua função. Em seguida, os bioengenheiros fabricam o tecido em bioreactores e preparam o material para o transplante. Por fim, o médico transplanta o tecido projetado. Após o transplante, o suporte de polímero degrada-se ou é remodelado pelas células do hospedeiro e das células transplantadas, dando origem a um tecido natural.

<u>CÉLULAS STEM</u>

O termo célula estaminal foi proposto para uso científico pelo histologista russo Alexander Maksimov em 1909 e investigado por cientistas canadianos na década de 1960. [35] Em 1998, a primeira linha de células estaminais embrionárias humanas foi obtida na Universidade de Wilsconsin-Madison [3].[6]

PROPRIEDADES FUNDAMENTAIS DAS CÉLULAS ESTAMINAIS:

- Células indiferenciadas - Não se desenvolveram num tipo de célula especializado.

- Auto-renovação a longo prazo - A capacidade de passar por vários ciclos de divisão celular, mantendo o estado indiferenciado.

- Produção de células progenitoras - Capacidade de se diferenciar em tipos de células especializadas.

   Ex: - Odontoblastos, Osteoblastos, Adipócitos, Fibroblastos.

CLASSIFICAÇÃO DAS CÉLULAS ESTAMINAIS:

1. Baseado na plasticidade das células estaminais:

São classificadas em dois tipos principais: células estaminais embrionárias e células estaminais adultas (ou pós-natais). As células estaminais embrionárias têm o potencial de se desenvolver em mais de 200 tipos de células diferentes. Em contrapartida, as células estaminais adultas podem dividir-se para produzir tanto uma célula idêntica a si próprias como uma célula mais diferenciada, embora a sua capacidade de se diferenciar em vários tipos de células seja limitada. Esta caraterística é conhecida como sendo "multipotente", o que distingue as células estaminais adultas das capacidades "pluripotentes" ou "omnipotentes" das células estaminais embrionárias.

Stem cell type	Cell plasticity	Source of stem cell
Totipotent (Fetal stem cells)	Each cell can develop into a new individual	Cells from early (1-3 days) embryos
Pluripotent (Embryonic stem cells)	Cells can form any (over 200) cell types	Some cells of blastocyst(5-14 days)
Multipotent (Adult stem cells)	Cells differentiated, but can form a number of other tissues	Fetal tissue, cord blood, and postnatal stem cells including dental pulp stem cells

Tabela 1: Tipos de células estaminais

2. Com base no potencial de desenvolvimento:

  (a) Células estaminais a longo prazo:

A célula estaminal primária que tem a maior capacidade de criar uma grande variedade de tipos de células diferenciadas.

  (b) Células estaminais a curto prazo:

Alguns dos seus descendentes, que permanecem mitoticamente activos, tornam-se mais restritos nos seus destinos de desenvolvimento, de modo que já não podem produzir tantos tipos de células como a célula estaminal primária.

  (c) Célula estaminal multiplicadora de trânsito:

Estas células podem estar limitadas à produção de apenas um tipo de progenitura e produzem a maior parte das células necessárias para reparar um órgão danificado. Finalmente, a sua descendência deixa o ciclo mitótico e diferencia-se em células parenquimatosas maduras do órgão em questão.

3. Baseado na Origem:

  (a) Células estaminais embrionárias/fetais:

As células estaminais embrionárias, como o seu nome indica, são derivadas de embriões e são totipotentes e dão origem a todos os tipos de células, ou seja, têm mais plasticidade. O blastócito formado tem uma camada exterior chamada trofoblasto e o aglomerado de células no interior da esfera é chamado massa celular interna. Nesta fase, existem cerca de 70 células do trofoblasto e cerca de 30 células na massa celular interna. As células da massa celular interna são células estaminais multipotentes que dão origem a todos os tipos de células das principais camadas de tecido (ectoderme, mesoderme e endoderme) do embrião.

(b)   Células estaminais adultas/pós-natais:

Uma célula estaminal adulta é uma célula indiferenciada que se encontra entre as células diferenciadas de um tecido ou órgão, pode renovar-se e pode diferenciar-se para produzir os principais tipos de células especializadas do tecido ou órgão. Células estaminais / células progenitoras 15 O principal papel das células estaminais adultas num organismo vivo é manter e reparar o tecido em que se encontram. A origem das células estaminais adultas nos tecidos maduros é desconhecida. Têm um potencial limitado de produção de diferentes tipos de células, ou seja, menor plasticidade.

2. Com base na fonte/doador:

(a)   Autólogo

(b)   Alogénico

(c)   Xenogénico

CLASSIFICAÇÃO DAS CÉLULAS ESTAMINAIS DENTÁRIAS:

- Célula estaminal epitelial dentária
- Células estaminais mesenquimais dentárias
    - Células estaminais da polpa dentária (DPSC)
    - Células estaminais de dentes decíduos esfoliados humanos (SHED)
    - Células estaminais da papila apical (SCAP)
    - Células estaminais do ligamento periodontal (PDLSC)
    - Células estaminais do folículo dentário (DFSC)
    - Células Progenitoras Inflamatórias Periapicais (IPAPC's)
    - Células estaminais da medula óssea (BMSC)
    - Células progenitoras do germe dentário (TGPC's)

- Células estaminais das glândulas salivares (SGSC),
- Células estaminais epiteliais orais (CESO),
- Células estaminais mesenquimais derivadas da gengiva (GMSC)
- Células estaminais derivadas do periósteo (PSC)

Os tipos de células incluem células progenitoras do germe dentário (TGPC's), células estaminais do folículo dentário (DFSC's), células estaminais das glândulas salivares (SGSC's), células estaminais da papila apical (SCAP), células estaminais da polpa dentária (DPSC's), células progenitoras periapicais inflamadas (iPAPC's), células estaminais de dentes decíduos esfoliados humanos (SHED), células estaminais do ligamento periodontal (PDLSC), células estaminais da medula óssea (BMSC) e, como ilustrado na figura, células estaminais epiteliais orais (OESC), células estaminais mesenquimais derivadas da gengiva (GMSC) e células estaminais periosteais (PSC).

As células derivadas da medula óssea, isoladas de acordo com a técnica de Friedenstein, possuíam também um elevado poder de proliferação e pluripotência de diferenciação em tecidos mesenquimatosos, pelo que Caplan utilizou o termo "células estaminais mesenquimatosas" (MSC) para as descrever.

A engenharia de tecidos em medicina dentária com células estaminais mesenquimais dentárias é um campo de estudo interdisciplinar que aplica os princípios da engenharia à biologia e à medicina para o desenvolvimento de substitutos biológicos que restauram, mantêm e melhoram a função normal. [37]

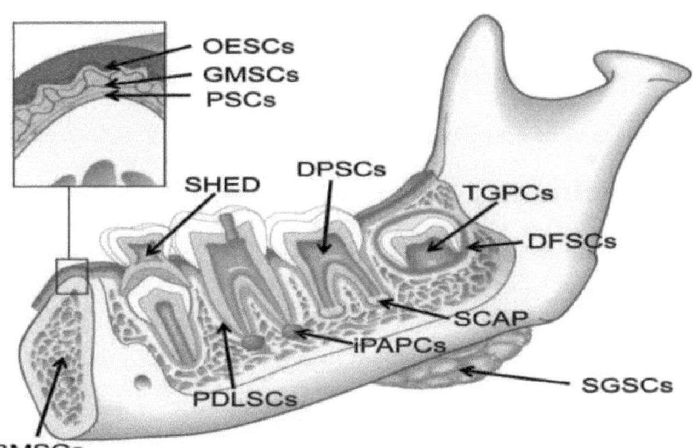

Fig. 7. Desenho esquemático que ilustra as fontes potenciais de células estaminais pós-

Células estaminais da polpa dentária (DPSC):

Estes foram isolados em 2000 por Gronthos et al. Têm uma capacidade impressionante de regenerar um complexo semelhante à dentina-polpa - composto por uma matriz mineralizada de túbulos revestidos por odontoblastos e tecido fibroso contendo vasos sanguíneos numa disposição semelhante ao complexo dentina-polpa.

CÉLULAS ESTAMINAIS DOS DENTES DECÍDUOS ESFOLIADOS HUMANOS (SHED):

As SHED foram isoladas em 2003 por MIURA et al. A principal tarefa das SHED é a formação de tecido mineralizado que melhora a regeneração óssea orofacial. Têm uma taxa de proliferação mais elevada do que as células estaminais de dentes permanentes.

Geram tecido semelhante à dentina-polpa com células distintas semelhantes a odontoblastos.

VANTAGENS:

- Pode ser retirado de um tecido descartável e facilmente acessível.

- O banco de SHED é mais económico quando comparado com o sangue do cordão umbilical e pode ser complementar ao banco de células do cordão umbilical

- Ideal para pacientes jovens na fase de dentição mista que sofreram necrose pulpar em dentes permanentes imaturos como consequência de um traumatismo.

- A SHED também pode ser útil para os familiares próximos do dador

CÉLULAS ESTAMINAIS DA PAPILA APICAL (SCAP):

- O SCAP foi isolado em 2008 por SONOYAMA et al.

- Uma vez que estão localizadas no ápice dos dentes permanentes humanos em desenvolvimento, são designadas por papila apical.

- São essenciais para o desenvolvimento das raízes.

- Estão ligeiramente ligados ao ápice da raiz em desenvolvimento e podem ser facilmente destacados com uma pinça.

- As SCAP são capazes de formar células semelhantes a odontoblastos, produzindo dentina in vivo. Células estaminais / células progenitoras

- Podem sobreviver durante o processo de necrose pulpar.

- Após a desinfeção endodôntica, o SCAP pode gerar odontoblastos primários.

- O SCAP completa a formação da raiz sob a influência da bainha epitelial sobrevivente da raiz.

- As células são clonogénicas e podem sofrer uma diferenciação odontoblástica, adipogénica ou neurogénica.

- As SCAP apresentam taxas de proliferação mais elevadas do que as DPSC.

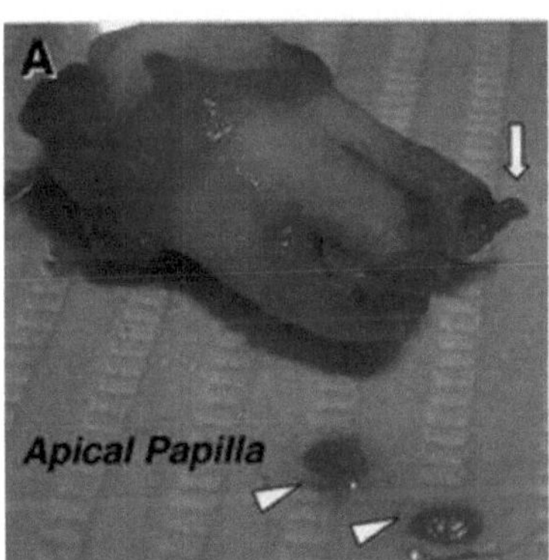

Fig. 8. Papila apical

CÉLULAS-TRONCO PERIODONTAIS LIGAMENTARES (PDLSC):

- As PDLSC foram isoladas em 2004 por SEO et al.

- Estão presentes como células estaminais pós-natais multipotentes na PDL humana.

- Geram uma estrutura semelhante ao cemento/PDL.

- Contribuem para a reparação dos tecidos periodontais.

- Li et al. relataram a formação de cemento e de tecido semelhante a um ligamento periodontal quando as PDLSCs são semeadas em dentina de bioengenharia.

CÉLULAS ESTAMINAIS DO FOLÍCULO DENTÁRIO (DFSC'S):

As células estaminais do folículo dentário são as células estaminais presentes no tecido do folículo dentário do germe do dente e derivam da crista neural, sendo as células precursoras diretas dos tecidos periodontais e podendo formar o ligamento periodontal, o cemento e o osso alveolar propriamente dito na fase tardia do desenvolvimento do dente. As DFSC têm a capacidade de atingir uma diferenciação osteogénica, adipogénica, condrogénica, neural e cardiomiocítica num ambiente específico induzido. Recentemente, verificou-se que as células estaminais epiteliais do folículo pericoronário isoladas das DFSC também têm a capacidade de formar células das glândulas salivares e células ductais. [25]

CÉLULAS ESTAMINAIS DA MEDULA ÓSSEA (BMSC'S / MSC'S):

As células estaminais/estromais mesenquimais (MSC), por vezes designadas por células estaminais mesenquimais ou células estromais mesenquimais, são uma população celular rara que se encontra no tecido conjuntivo da maioria dos órgãos adultos, onde parecem desempenhar um papel fundamental na reparação e regeneração dos tecidos. As MSC têm sido mais frequentemente isoladas e caracterizadas a partir de aspirados de medula óssea, placenta e tecido adiposo. As caraterísticas que definem as MSC incluem a adesão plástica, a expressão de marcadores específicos da superfície celular e a capacidade de se diferenciarem em tipos de células mesodérmicas, incluindo as das linhagens osteogénica, condrogénica e adipogénica. As BMSC promovem a regeneração do tecido ósseo ao diferenciarem-se em osteoblastos e ao promoverem a neovascularização, facilitando assim o crescimento de novos tecidos. [39]

CÉLULAS PROGENITORAS DO GERME DENTÁRIO (TGPC'S):

As células progenitoras do germe dentário (TGPC's) são outro tipo de células estaminais dentárias que têm tido um impacto positivo na regeneração dos tecidos. As TGPC'S encontram-se no mesênquima dentário dos dentes do siso durante a fase tardia da odontogénese, reconhecida pela sua morfodiferenciação e histo-diferenciação. As TGPC's apresentam uma elevada atividade de proliferação e capacidade de diferenciação invitro em células de três camadas germinativas, incluindo osteoblastos, células neurais e hepatócitos. As TGPC's foram expandidas para 60 duplicações da população e verificou-se que mantêm a sua taxa de proliferação e morfologia fusiforme. As TGPC são um exemplo significativo da diferenciação das DMSC em tecidos mesenquimatosos dentários e tecidos mesenquimatosos não dentários. []⁴⁰

CÉLULAS ESTAMINAIS DAS GLÂNDULAS SALIVARES (SGSC'S):

As glândulas salivares têm origem na endoderme e são candidatas atractivas para a obtenção de células estaminais adultas, uma vez que podem ser extraídas de doentes através de um procedimento relativamente fácil. Derivam do tecido estromal das glândulas salivares e são úteis para a regeneração de glândulas salivares danificadas por irradiação e podem ser orientadas para a diferenciação osteogénica, condrogénica e adipogénica. É difícil isolar as células estaminais das glândulas salivares a partir da coleção de células estromais. No entanto, essas células estaminais com capacidade de se diferenciarem em células mesenquimatosas foram isoladas de glândulas parótidas humanas. As células estaminais das glândulas salivares (SGSC) mostraram claramente a capacidade de se diferenciarem em todas as 3 linhagens mesenquimatosas in vitro. As SGSC expressaram a nestina, um filamento intermédio expresso nas células estaminais neurais, e diferenciaram-se em células que expressam marcadores neurais. Assim, parecem ser um tipo promissor de células que podem ser utilizadas para a formação de neurónios. [41]

CÉLULAS-TRONCO EPITELIAIS ORAIS (CESO):

As células estaminais epiteliais orais são geralmente utilizadas e recolhidas para experiências laboratoriais a partir de terceiros molares de seres humanos ou de animais jovens ou da ansa cervical de incisivos de roedores. Possuem clonogenicidade e são unipotentes. As células estaminais dos terceiros molares são promissoras para a formação/regeneração de dentes, especialmente pelo facto de os terceiros molares serem facilmente recolhidos por estarem impactados ou para terapia ortodôntica. As células estaminais epiteliais orais são derivadas das células progenitoras epiteliais orais da camada basal da mucosa oral. Podem ser classificadas como células estaminais unipotentes e possuem clonogenicidade, além de formarem enxertos bem organizados, mas não parecem diferenciar-se em linhagem de células mesenquimais. [41]

CÉLULAS-TRONCO MESENQUIMÁTICAS DERIVADAS DE GINGIVAL (GMSC):

As células estaminais mesenquimais derivadas da gengiva provêm da lâmina própria da gengiva e apresentam uma capacidade de diferenciação multipotente juntamente com clonogenicidade, auto-renovação e proliferam mais rapidamente do que as células estromais da medula óssea, apresentando uma morfologia mais estável após passagens prolongadas. Apresentam também potencial adipogénico, osteogénico e condrogénico, e parecem ter efeitos imunomoduladores nos linfócitos. [41]

Células estaminais derivadas do periósteo (PSC)

As células estaminais derivadas do periósteo podem ser encontradas na membrana interna do periósteo e sofrem uma diferenciação osteogénica preferencial, embora pareçam possuir uma multipotencialidade mesenquimal. Podem diferenciar-se em osteoblastos, adipócitos e condrócitos. [41]

PROCESSAMENTO DE CÉLULAS ESTAMINAIS

- IDENTIFICAR

- ISOLAR

- ARMAZENAMENTO

1. IDENTIFICAÇÃO DE CÉLULAS ESTAMINAIS

- Coloração de células com marcadores de anticorpos específicos e utilização de citómetro de fluxo - Triagem de células com anticorpos fluorescentes (FACS)
- Seleção de esferas imunomagnéticas
- Coloração imuno-histoquímica
- Critérios fisiológicos e histológicos, incluindo fenótipo, quimiotaxia, proliferação, diferenciação e atividade mineralizante.

2. ISOLAMENTO DE CÉLULAS ESTAMINAIS

(a) Isolamento crivado por tamanho

- Digestão enzimática de tecido de polpa dentária inteira em solução de 3% de colagenase tipo I durante 1 hora a 37°C.
- São obtidas células de filtragem e sementeira com um diâmetro entre 3 e 20 μm para posterior cultura e amplificação.
- Com base nesta abordagem, podem ser isoladas populações de células de pequena dimensão que contêm uma elevada percentagem de células estaminais

(b) **Cultivo de células estaminais**

- Digestão enzimática do tecido pulpar dentário.

- Preparar suspensões de células individuais que são utilizadas para a formação de colónias com 50 ou mais células que são posteriormente amplificadas para experiências.

(c) **Triagem de células activadas por meios magnéticos (Macs)**

- Trata-se de um método imunomagnético utilizado para a separação de populações de células estaminais com base nos seus antigénios de superfície (CD271, STRO-1, CD34, CD45 e c-Kit).

- Tecnicamente simples, pouco dispendioso e capaz de lidar com grandes quantidades de células, mas o grau de pureza das células estaminais é baixo.

(d) **Triagem celular activada por fluorescência (Facs)**

- Trata-se de um método prático e eficiente que permite isolar eficazmente as células estaminais da suspensão celular com base no tamanho e na fluorescência das células.

- Os inconvenientes desta técnica são os seguintes -

    i.   Equipamento dispendioso

    ii.   Pessoal altamente qualificado

    iii.   Diminuição da viabilidade das células selecionadas por FACS

    iv.   O método não é adequado para o processamento de grandes quantidades de células.

3. ARMAZENAMENTO DE CÉLULAS ESTAMINAIS

(a) Criopreservação:

- É o processo de preservação de células ou tecidos inteiros através do seu arrefecimento a temperaturas negativas.

- As células colhidas perto do fim da fase de crescimento logarítmico (aproximadamente 80-90% confluentes) são as melhores para criopreservação.

- O vapor de azoto líquido é utilizado para conservar as células a uma temperatura de -196°C

- Num frasco, 1,5 ml de meio de congelação é ótimo para $1\text{-}2 \times 10^6$ células.

(b) Congelamento magnético

- Esta tecnologia é designada por Cells Alive System (CAS)

- Funciona com base no princípio da aplicação de um campo magnético fraco à água ou ao tecido celular, o que fará baixar o ponto de congelação desse corpo até 6-7°C.
- Utilizando o CAS, a Universidade de Hiroshima (que foi a primeira a propor esta tecnologia) afirma que pode aumentar a taxa de sobrevivência das células nos dentes para 83%.
- O sistema CAS é muito mais barato do que a criogenia e mais fiável.

MOLÉCULAS DE SINALIZAÇÃO

As moléculas de sinalização desempenham um papel essencial na engenharia de tecidos porque regulam os processos regenerativos.

As moléculas de sinalização são um elemento essencial da engenharia de tecidos porque regulam a formação de novos tecidos através do controlo da proliferação e da diferenciação.

Proteínas recombinantes individuais ou misturas destas têm sido utilizadas com sucesso para induzir a formação de dentina terciária e também para abordagens de regeneração da polpa dentária.

Existem evidências de estudos em animais de que moléculas individuais, tais como membros da superfamília do fator de crescimento transformador beta e factores que induzem o crescimento de vasos sanguíneos (fator de crescimento endotelial vascular), nervos (fator neurotrófico derivado do cérebro) ou fibroblastos (fator de crescimento de fibroblastos) podem induzir a formação de dentina reparadora.

A formação de dentina atubular (osteodentina) foi descrita após a aplicação de moléculas individuais ou combinações de factores de crescimento recombinantes em polpas expostas saudáveis ou na regeneração pulpar.

As preparações como o plasma rico em plaquetas ou a fibrina rica em plaquetas fornecem uma grande variedade de moléculas de sinalização endógenas.

A dentina é um reservatório perfeito de moléculas de sinalização que podem ser mobilizadas pelo tratamento com agentes desmineralizadores como o EDTA.

A number of signaling molecules from dentin matrix have been described to have beneficial effects on Chemotaxis/cell homing (Eg: interleukin 8 and transforming growth factor beta 1 [TGF-b1]), Angiogenesis (Eg: fator de crescimento endotelial vascular [VEGF]), crescimento neural (ex.: fator neurotrófico derivado do cérebro e fator neurotrófico derivado da linha celular glial), proliferação (ex.: fator de crescimento de fibroblastos 2 [FGF-2]) e diferenciação (ex.: TGF-b1)

Estas moléculas podem ser obtidas como proteínas recombinantes a partir de fontes comerciais, de células residentes ou transplantadas, ou na forma endógena a partir do sangue ou de tecidos duros locais.

No caso da regeneração da polpa dentária, podem ser libertados a partir de células dos tecidos pulpares e periapicais remanescentes, mobilizados a partir da dentina adjacente ou introduzidos por um suporte de coágulos sanguíneos ou concentrados de plaquetas, como o plasma rico em plaquetas e a fibrina rica em plaquetas.

FACTORES DE CRESCIMENTO

Os factores de crescimento são proteínas que se ligam a receptores na superfície celular, com o principal resultado de ativar a proliferação e/ou diferenciação celular. Os factores de crescimento são bastante versáteis, estimulando a divisão celular em vários tipos de células diferentes, enquanto outros são específicos de um determinado tipo de célula. []²

Como tal, desempenham um papel central no controlo do comportamento e da atividade das células. Podem demonstrar uma certa especificidade em termos das células sobre as quais actuam, embora algumas sejam mais versáteis e actuem sobre numerosos tipos de células. A dependência da dose dos seus efeitos também varia; no entanto, uma das caraterísticas destas moléculas é a sua potência em concentrações muito baixas, normalmente na gama dos picogramas.

Os factores de crescimento podem atuar de modo endócrino, autócrino, parácrino, jucrino e intracrino, o que evidencia a complexidade do controlo das actividades celulares no organismo. Actuam através da sua interação com receptores específicos na superfície celular. A ligação a estes receptores leva a uma cadeia de sinais intercelulares, resultando na transdução do sinal para o núcleo da célula. [42,43]

É através dos seus efeitos sobre a expressão dos genes no núcleo da célula, mediados pela transcrição e por outros factores, que os factores de crescimento influenciam o comportamento e a atividade das células. Este controlo transcricional da expressão genética pode ter efeitos de grande alcance em termos de acontecimentos intra e extracelulares.

Assim, os factores de crescimento podem regular os genes que controlam a proliferação celular, a diferenciação celular ou os produtos secretórios da célula. [44]

MECANISMOS DE SINALIZAÇÃO NO CRESCIMENTO CELULAR

Todos os factores de crescimento funcionam através da ligação a receptores específicos, que enviam sinais para as células alvo. Estes sinais têm dois efeitos gerais:

1. Estimulam a transcrição de muitos genes que estavam silenciosos nas células em repouso,

2. Vários destes genes regulam a entrada das células no ciclo celular e a sua passagem pelas várias fases do ciclo celular.

Com base na fonte do ligando e na localização dos seus receptores - na mesma célula, em células adjacentes ou distantes - existem 3 modos gerais de sinalização.

- **SINALIZAÇÃO AUTÓCRINA:**

As células respondem às moléculas de sinalização que elas próprias segregam, estabelecendo assim um circuito autócrino.

Por exemplo: vários factores de crescimento polipeptídicos e citocinas.

- **SINALIZAÇÃO PARÁCRINA:**

Uma célula produz o ligando, que depois actua em células-alvo adjacentes que expressam os receptores apropriados. As células que respondem estão muito próximas da célula produtora do ligando e são geralmente de um tipo diferente. Ex: Reparação do tecido conjuntivo de feridas em cicatrização, em que um fator produzido por um tipo de célula tem o seu efeito de crescimento nas células adjacentes.

- **SINALIZAÇÃO ENDÓCRINA:**

As hormonas são sintetizadas por células de órgãos endócrinos e actuam em células-alvo distantes do seu local de síntese, sendo normalmente transportadas pelo sangue.

- **MOLÉCULAS DE SINALIZAÇÃO DERIVADAS DA DENTINA:**

Factores de crescimento e citocinas

- Proteína morfogenética óssea 2, 4 e 7
- Fator neurotrófico derivado do cérebro
- Fator de crescimento epidérmico
- Fator de crescimento de fibroblastos
- Fator neurotrófico derivado da linha celular glial
- Fator de crescimento dos hepatócitos
- Fator de crescimento semelhante à insulina 1 e 2
- Fator de crescimento do nervo
- Fator de crescimento da placenta
- Fator de crescimento derivado das plaquetas

- Fator de crescimento transformador B1, B2 e B3

- Fator de crescimento endotelial vascular

Abbreviation	Source	Factor	Activity	Use
BMP	Bone matrix	Bone morphogenetic protein	Induces differentiation of osteoblasts and mineralization of bone	Make stem cells synthesize and secrete mineral matrix
CSF	Wide range of cells	Colony-stimulating factor	Cytokines that stimulate the proliferation of specific pluripotent bone stem cells	Used to increase number of stem cells
EGF	Submaxillary gland	Epidermal growth factor	Promote proliferation of mesenchymal, glial, and epithelial cells	Increase number of stem cells
FGF	Wide range of cells	Fibroblast growth factor	Proliferation of cells	Increase stem cell numbers
IGL	I: Liver II: Variety of cells	Insulin growth factor I OR II	Proliferation of many cells	Increase stem cell numbers
IL	Leukocytes	Interleukins IL-1 To IL-13	Stimulate humoral and cellular response	Promote Inflammatory cell activities
PDGF	Platelet endothelial cells and placenta	Platelet-derived growth factor	Proliferation of connective cells, glial cells, and smooth muscle cell	Increase stem cell numbers
TGF α	Macrophages, brain cells, and keratinocytes	Transforming growth factor alpha	Wound healing	Induces epithelial and tissue structural development
TGF β	Dentin matrix activated, T helper, and natural killer cells	Transforming growth factor beta	Wound healing, inhibit macrophages proliferation	Mineralization of pulp tissue

Tabela 2. Origem, atividade e utilidade dos factores de crescimento comuns [45]

Irmãos

- Sialoproteína óssea

- Proteína da matriz dentinária 1

- Fosfoproteína da dentina

- Sialoproteína da dentina

- Fosfoglicoproteína extracelular da matriz

- Osteopontina Outros

- Adrenomedulina

- Imunoglobulina G, A e M

- Interleucina 8 e 10

PROTEÍNAS MORFOGÉNICAS ÓSSEAS (BMPS):

As proteínas morfogénicas ósseas constituem uma grande família de factores reguladores. Originalmente descobertas com base na sua presença em extractos de osso indutores de osso, sabe-se agora que desempenham papéis fundamentais na modelação do embrião, bem como funções no animal adulto. Embora a atividade indutora de osso da matriz óssea tenha sido amplamente reconhecida, só após uma purificação extensiva do osso bovino e subsequente clonagem molecular é que se tornou claro quais eram as proteínas responsáveis por esta atividade. As BMPs são uma das principais famílias de morfogénios para a regeneração dentária. Os membros da família BMP estão sequencialmente e repetidamente envolvidos no desenvolvimento embrionário dos dentes. As BMP-4 do epitélio induzem o mesênquima a tornar-se odontogénico As BMP-2, BMP-4, BMP-7 expressas no nó do esmalte são responsáveis pela morfogénese do epitélio. BMP-2, BMP-4, BMP-6, BMP-7 - diferenciação de odontoblastos e BMP-4, BMP-5 - diferenciação de ameloblastos.

FACTOR DE CRESCIMENTO TRANSFORMADOR - β

O fator de crescimento transformador-beta pertence a uma grande superfamília de proteínas relacionadas. Todos os membros desempenham papéis importantes na regulação da proliferação e diferenciação celular e na produção de matriz extracelular. O TGF-β interage com uma série de outros factores de crescimento no osso, resultando numa resposta complexa. Os factores de crescimento, especialmente os da família TGF-β, são importantes na sinalização celular para a diferenciação dos odontoblastos e para a estimulação da secreção da matriz dentinária. Estes factores de crescimento são secretados pelos odontoblastos e depositados na matriz dentinária, onde permanecem protegidos numa forma ativa através da interação com outros componentes da matriz dentinária. A adição de fracções proteicas purificadas da dentina estimulou um aumento da secreção da matriz dentinária terciária.

PLASMA RICO EM PLAQUETAS:

Uma das concentrações mais elevadas do Fator de Crescimento Derivado das Plaquetas (PDGF) e do Fator de Crescimento Transformador Beta (TGF-B) encontra-se nas plaquetas sanguíneas. O PDGF e o TGF-B estão presentes numa concentração de cerca de 50ng/ml de sangue total sequestrado nas plaquetas. Marx e colaboradores demonstraram que as concentrações de plaquetas podem ser aumentadas de uma média de 2,32,000 para 7,85,000. Este gel concentrado, conhecido como Plasma Rico em Plaquetas (PRP), tem sido utilizado para tratar defeitos periodontais e periimplantares. Tem sido utilizado em conjunto com o substituto ósseo osteocondutor, que actua como um transportador.

FACTOR DE CRESCIMENTO SEMELHANTE À INSULINA-1:

Os factores de crescimento semelhantes à insulina (I,II) são factores de crescimento peptídicos com semelhanças bioquímicas e funcionais com a insulina. São mitogénicos e, nos sistemas fibroblásticos, parecem ser factores de progressão. Nos sistemas de células ósseas, o fator de crescimento da insulina estimula tanto a proliferação de pré-osteoblastos como a diferenciação de osteoblastos, incluindo a síntese de colagénio de tipo 1. Assim, o fator de crescimento da insulina aumenta o número de células que sintetizam osso e a quantidade de matriz extracelular depositada por cada célula. Os factores de crescimento semelhantes à insulina são importantes reguladores da proliferação e diferenciação.

FACTOR DE CRESCIMENTO DOS FIBROBLASTOS:

Os factores de crescimento dos fibroblastos são membros de pelo menos nove produtos genéticos relacionados. Nomeados pelos seus efeitos gerais de promoção do crescimento na maioria dos tipos de células fibroblásticas, também estimulam a angiogénese, a cicatrização de feridas e a migração celular.

Os dois principais membros dos factores de crescimento dos fibroblastos são o fator de crescimento ácido dos fibroblastos (αFGF ou FGF-1) e o FGF básico (βFGF ou FGF-2). Os FGFs estimulam a formação óssea e são também angiogénicos. O βFGF é considerado mais potente do que o αFGF e pode atuar através da estimulação de outros factores de crescimento, uma vez que se verificou que estimula o TGF-β.

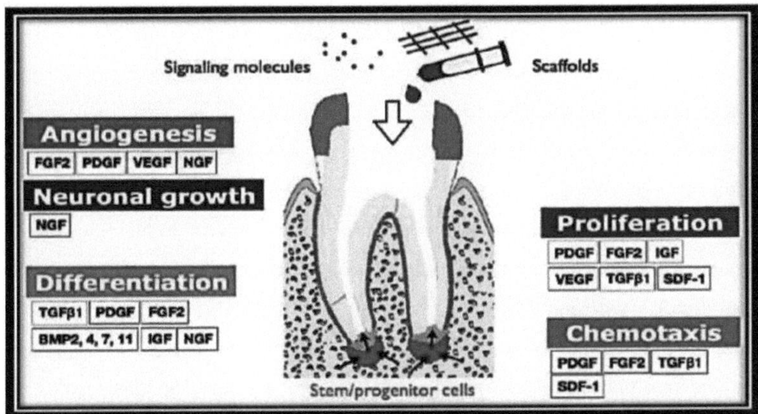

Fig. 9. Efeitos dos factores de crescimento nas células estaminais dentárias/células progenitoras

<u>AÇAFORADO</u>

Os processos regenerativos dependem fortemente das interações entre as células que participam na regeneração e o substrato em que funcionam. Um dos maiores desafios na engenharia de tecidos é a conceção de matrizes que promovam a regeneração de tecidos normalmente organizados e totalmente funcionais na região de um defeito. O andaime proporciona um microambiente tridimensional físico-químico e biológico para o crescimento e a diferenciação celular, promovendo a adesão e a migração das células. A principal função da estrutura de suporte na engenharia de tecidos é fornecer um modelo para introduzir as células estaminais no local específico de interesse e proporcionar estabilidade mecânica provisória para o crescimento e integração dos tecidos. Um material de suporte adequado deve suportar a fixação, a proliferação e a diferenciação das células estaminais semeadas.

PAPEL DO SCAFFOLD NA ENDODONTIA REGENERATIVA

Uma matriz pode desempenhar vários papéis durante o processo de regeneração in vivo:

• Pode reforçar estruturalmente o local do defeito de modo a manter a forma do defeito e evitar a distorção do tecido circundante. Por exemplo, os quistos que se formam no osso subcondral - subjacente às superfícies articulares das articulações - podem levar ao colapso da superfície articular.

• A matriz pode servir como uma barreira para o crescimento do tecido circundante que pode impedir o processo de regeneração. O conceito de regeneração tecidular guiada baseia-se, em parte, na prevenção do colapso do tecido gengival sobrejacente no defeito periodontal.

• A matriz pode servir como um suporte para a migração e proliferação de células in vivo ou para células semeadas in vitro.

• A matriz pode servir como um regulador insolúvel da função celular através da interação com determinadas integrinas e outros receptores celulares.

REQUISITOS IDEAIS DE UM ANDAIME [146]

- Biocompatível e não tóxico

- Não imunogénico
- Pode ser esterilizado
- Pré-formados ou injectáveis
- Capacidade de se ligar aos tecidos do hospedeiro (por exemplo: - aplicações ortopédicas).
- Grande relação superfície/volume (promoção da sementeira de células e formação de matriz).
- Boa permeabilidade e porosidade (para penetração de nutrientes, fluidos e células).
- Propriedades mecânicas compatíveis com as necessidades do tecido (por exemplo: - na reparação óssea).
- Permite ou encoraja uma rápida vascularização.
- Favorece a invasão e a fixação das células (através de moléculas da matriz extracelular ou de factores de crescimento).
- Pode, em última análise, ser substituído por uma matriz natural de forma ordenada.
- Permite a organização das células numa estrutura tecidular normal.
- Promove a diferenciação celular.
- Compatível com o crescimento dos nervos.

Existem vários substratos naturais que parecem possuir uma série de vantagens em relação aos artificiais, mas todos eles podem ser melhorados. Para além disso, ainda há muito a aprender sobre os requisitos específicos para uma regeneração bem sucedida de vários tecidos. Este conhecimento será, por sua vez, instrutivo na criação de novos substratos e outras condições concebidas para promover a regeneração.

FUNÇÕES IDEAIS DE UM ANDAIME

- Não deve provocar uma resposta inflamatória ou toxicidade in vivo.
- Deve ajudar no crescimento de tecidos e órgãos tridimensionais.
- Dar lugar a uma densidade de sementeira de células elevada e uniforme.
- Fornecer a superfície adequada para a fixação, proliferação e diferenciação de funções das células.
- Permitir interações significativas com a superfície celular, como a fixação

celular.

- Promover a proliferação e migração celular, conduzindo ao crescimento do tecido em todo o suporte.

- Para orientar as células, a matriz extracelular (ECM) e o novo tecido.

- Para permitir o movimento de nutrientes e resíduos para dentro e para fora do andaime.

- O andaime pode degradar-se e deixar apenas tecido natural.

- Deve possuir integridade estrutural suficiente para manter a forma in vivo, com resistência mecânica suficiente para suportar o tecido em desenvolvimento e resistir às forças in vivo.

POROSIDADE

As caraterísticas do andaime, como a interconectividade, o tamanho/curvatura dos poros, a microporosidade, a macroporosidade e a rugosidade da superfície, influenciam a resposta celular, mas também controlam coletivamente o grau de fornecimento de nutrientes, a profundidade de penetração das células e a remoção de resíduos metabólicos. Para que o andaime seja considerado bem sucedido, é essencial que proporcione um ambiente rico em nutrientes no interior do andaime, no núcleo do andaime, de modo a que as células estabeleçam uma nova matriz e minimizem a necrose celular.

DIMENSÃO E CURVATURA DOS POROS

O tamanho e a curvatura dos poros formam a estrutura do andaime. Muitos investigadores definiram os poros do andaime com base no tamanho como Macro (diâmetro >100μm) ou Micro (diâmetro r <100μm). O tamanho do poro utilizado depende do tipo de tecido desejado. Por exemplo, os andaimes com poros de dimensão inferior a 150 μm têm sido utilizados para a regeneração da pele em doentes queimados.

Por exemplo: - Os osteoblastos parecem apresentar uma maior resposta celular quando o tamanho dos poros se situa entre 200-400μm.

Isto pode dever-se à curvatura do poro, que pode proporcionar uma compressão e tensão óptimas nos mecanorreceptores das células, permitindo-lhes migrar para aberturas com estas dimensões.

CLASSIFICAÇÃO DOS ANDAIMES 11[47]

Os biomateriais utilizados como suportes para a engenharia de tecidos são classificados em termos gerais como

- De origem natural - Têm a capacidade de apoiar a invasão e a proliferação celular.

- Materiais sintéticos - Oferecem facilidade de processamento e resistência mecânica. São ainda classificados como

   (a.) Cerâmica

   (b.) Polímeros

Ainda não foi desenvolvido o andaime ideal que satisfaça todos os critérios. Os andaimes atualmente disponíveis não são ideais devido a uma formação óssea inadequada, à falta de penetração suficiente de células e osso, a propriedades de degradação inadequadas ou a uma rigidez mecânica inadequada.

Estes biomateriais podem ser produzidos sob várias formas

- Blocos maciços

- Folhas

- Esponjas porosas

- Hidrogéis

Scaffold de hidrogel - Um scaffold de hidrogel é um material feito a partir do aditivo alimentar comummente utilizado, a goma gelana. Tem a capacidade de conduzir eletricidade e pode ser utilizado tanto em aplicações biónicas como em andaimes para o crescimento de tecidos. Os hidrogéis são um material de suporte apelativo porque são estruturalmente semelhantes à matriz extracelular de muitos tecidos, podem frequentemente ser processados em condições relativamente suaves e podem ser aplicados de forma minimamente invasiva.

Cerâmica - Os biomateriais cerâmicos são estruturalmente semelhantes à componente inorgânica do osso. São biocompatíveis, osteocondutores e podem ligar-se diretamente ao osso. Não contêm proteínas, pelo que não estimulam qualquer reação imunológica. Para além disso, os materiais cerâmicos têm um longo tempo de degradação.

Os materiais cerâmicos utilizados são:

- Natural

    1. Hidroxiapatite (HA)

    2. Corelina HA

    3. HA de osso bovino

    4. Fosfato tricálcico

- Sintético-

    1. HA sintético

    2. β-TCP (fosfato beta-tricálcico)

Hidroxiapatite (HA) - Foi um dos primeiros biomateriais utilizados como suporte. A principal desvantagem da HA é o facto de ser frágil, ter pouca resistência mecânica, não reabsorver e o tamanho dos poros não poder ser facilmente controlado pelos métodos de processamento convencionais.

Fosfato tricálcico - Este material tem a vantagem de poder ser fabricado em andaimes com formas específicas através da tecnologia de impressão 3-D. Os andaimes de TCP demonstraram manter a sua forma e permitir uma boa penetração celular e formação óssea invitro.

β-TCP (fosfato beta-tricálcico) - Degrada-se três vezes mais depressa do que a hidroxiapatite.

O TCP e a HA são ambos aplicados não só na regeneração óssea, mas também em processos de cicatrização terapêutica de defeitos ósseos na regeneração dentária e na cirurgia maxilofacial. O material parece ser uma aplicação bastante adequada para a regeneração de dentes artificiais e dentários. Mas está limitado a implantes não carregados ou a material de enchimento como revestimento ou pó devido à fraca resistência à fratura, que depende também das técnicas de preparação (processamento, moldagem e densificação) e da porosidade.

Cerâmica de vidro bioativo - A principal vantagem do vidro bioativo é a indução de uma ligação interfacial rápida e direta ao tecido duro devido à equivalência biológica dos componentes inorgânicos do tecido mineralizado e da HA em crescimento na superfície do material bioativo. Com base em estudos anteriores e implantações bem sucedidas, o material pode ser um material potencial para regenerar o complexo dentina-polpa devido a uma maior atividade odontoblástica na superfície específica.

Compósitos - Uma outra vantagem dos compósitos é o aumento da resistência do suporte, uma vez que as cerâmicas bioactivas são relativamente rígidas. Além disso, um estudo de Blaker et al. em 2005 [48] indicou que a adesão celular, o espalhamento e a viabilidade das células cultivadas em compósitos de polímero de biovidro podiam ser melhorados, o que confirmou a elevada bioatividade e biocompatibilidade do material para a reparação de tecidos duros.

Polímeros

- Natural

    1. Colagénio (tipos I, II, III, IV)

    2. Ácido hialurónico

    3. Alginato

    4. Agarose

    5. Quitosano

- Sintético

    (A.) Não degradável

        (i)   Polietileno e derivados

        (ii)   Politetrafluoroetano

        (iii)   Polimetacrilato

        (iv)   Polissiloxanos

    (B.) Biodegradável

        (i.) Poliésteres

(ii.) Ácidos poli-hidroxílicos

(iii.) Polilactonas

(iv.) Policarbonatos

As vantagens dos polímeros sintéticos incluem a facilidade e o controlo da síntese, o seu fornecimento ilimitado e a degradação não mediada pelas células. As desvantagens incluem a falta de resistência mecânica, a dificuldade de fabrico em 3D, o encolhimento incontrolável, as interações questionáveis entre as células e o polímero e a possível toxicidade local resultante dos produtos de degradação ácidos.

Andaimes de colagénio

O colagénio tem a vantagem de ser citocompatível e bioativo. Além disso, sendo um polímero natural, é possível uma produção controlada, enquanto uma determinada estrutura, porosidade, taxa de degradação e propriedades mecânicas podem ser precisas, variadas e reguladas. Uma vez que o colagénio apresenta uma elevada resistência à tração, pode ser colocado na forma desejada através de tricotagem, tecelagem e torção.

Os implantes de colagénio são degradáveis no organismo e, ocasionalmente, podem causar reacções inflamatórias ligeiras. Presume-se que as fibras de colagénio apoiam a migração e a adesão das células da polpa e a subsequente formação de dentina in vivo.

Quitosano

Os quitosanos são o segundo biopolímero mais abundante na natureza e representam uma família de polissacáridos catiónicos biodegradáveis. Tem um pH inferior a 6, pelo que os grupos amino livres são protonados, permitindo que o quitosano forme uma solução viscosa que pode ser moldada em várias estruturas, por exemplo: - Blocos, tubos, esferas, membranas.

Polímeros sintéticos não degradáveis

Uma caraterística comum da maioria dos polímeros sintéticos não degradáveis é a sua inércia biológica. Apesar da sua excelente inércia biológica e das suas propriedades mecânicas bem ajustáveis, os implantes ortopédicos fabricados com polímeros sintéticos não degradáveis e cimentos ósseos não degradáveis acabam por cair a uma taxa elevada devido a problemas na interface resultantes de uma falta de integração com o tecido circundante, infecções ou reabsorção óssea causada pela proteção contra o stress.

Polímeros sintéticos biodegradáveis

Os polímeros sintéticos biodegradáveis oferecem uma série de vantagens em relação aos materiais não degradáveis para aplicações em medicina regenerativa. Podem ser sintetizados com qualidade e pureza reprodutíveis. Podem ser fabricados em várias formas com as propriedades desejadas de volume e superfície. Têm a capacidade de adaptar as propriedades mecânicas e a cinética de degradação para se adequarem a várias aplicações.

O suporte polimérico foi concebido para se degradar enquanto as células transplantadas ou invasoras proliferam.

Estas depositam a matriz extracelular e formam um tecido coerente que, no caso ideal, é funcional, histológica e mecanicamente indistinguível do tecido circundante.

Síntese de estruturas de suporte [49]

Foram descritos na literatura vários métodos diferentes para preparar estruturas porosas a utilizar como suportes de engenharia de tecidos. Cada uma destas técnicas apresenta as suas próprias vantagens, mas nenhuma é ideal.

- **Auto-montagem de nanofibras:**

    A auto-montagem molecular é um dos poucos métodos para criar biomateriais com propriedades semelhantes, em termos de escala e química, às da matriz extracelular natural in vivo. Além disso, estes suportes de hidrogel demonstraram superioridade na toxicologia e biocompatibilidade in vivo em comparação com os suportes macroscópicos tradicionais e os materiais derivados de animais.

- **Tecnologias têxteis:**

    Estas técnicas incluem todas as abordagens que têm sido empregues com sucesso para a preparação de malhas não tecidas de diferentes polímeros. Os principais inconvenientes estão relacionados com as dificuldades em obter uma elevada porosidade e um tamanho de poro regular.

- **Fundição com Solvente e Lixiviação de Partículas [SCPL]:**

  Esta abordagem permite a preparação de estruturas porosas com porosidade regular, mas com uma espessura limitada. Para além da pequena gama de espessuras que pode ser obtida, outro inconveniente da SPCL reside na utilização de solventes orgânicos que têm de ser totalmente removidos para evitar possíveis danos nas células semeadas no suporte.

- **Espuma de gás:**

  Para ultrapassar a necessidade de utilizar solventes orgânicos e porogéneos sólidos, foi desenvolvida uma técnica que utiliza gás como porogéneo. Os principais problemas resultantes desta técnica são causados pelo calor excessivo utilizado durante a moldagem por compressão, que proíbe a incorporação de qualquer material lábil à temperatura na matriz polimérica, e pelo facto de os poros não formarem uma estrutura interligada.

- **Emulsificação / Liofilização:**

  Esta técnica não requer a utilização de um porogénio sólido como a SCPL. A emulsificação e a liofilização permitem uma preparação mais rápida do que a SCPL, uma vez que não requerem uma etapa de lixiviação demorada, mas exigem a utilização de solventes. Além disso, o tamanho dos poros é relativamente pequeno e a porosidade é frequentemente irregular. Em particular, é utilizada para preparar esponjas de colagénio.

- **Separação de fases induzida termicamente (TIPS):**

  É semelhante à técnica de emulsificação; este procedimento de separação de fases requer a utilização de um solvente com um baixo ponto de fusão que seja fácil de sublimar. A separação de fases líquido-líquido apresenta os mesmos inconvenientes da técnica de emulsificação.

- **Tecnologias CAD/CAM:**

  Dado que a maioria das técnicas acima referidas são limitadas no que diz respeito ao controlo da porosidade e da dimensão dos poros, foram introduzidas na engenharia de tecidos técnicas de conceção e fabrico assistidas por computador. Em primeiro lugar, é concebida uma estrutura tridimensional utilizando software CAD e, em seguida, o andaime é realizado utilizando a impressão a jato de tinta de pós de polímero ou através da modelação por deposição fundida de polímero fundido.

NOVAS TECNOLOGIAS PARA O FABRICO DE ANDAIMES

Andaime nanoestruturado

Os avanços da nanotecnologia no domínio dos suportes de engenharia de tecidos 3D e dos materiais para os construir conduziram ao desenvolvimento de materiais mais resistentes e de construções mais biomiméticas. As estruturas que as moléculas auto-montadas podem formar são bastante numerosas, mas são mais frequentemente classificadas como nanofibrilas e nanotúbulos que formam uma macroestrutura 3D denominada hidrogel, bem como nanorevestimentos, micelas e vesículas. Estes conjuntos tridimensionais e a sua funcionalidade são determinados pela arquitetura da espinha dorsal do polímero, bem como por factores ambientais, tais como o pH, a temperatura e a polaridade da solução, sob a qual se reúnem. A utilização de péptidos nesta aplicação proporciona diversas propriedades materiais que podem impulsionar a auto-montagem, mas também a oportunidade de apresentar sequências bioactivas, tais como péptidos de adesão celular ou sequências de substrato enzimático.

Andaimes inteligentes

Um dos papéis básicos de um suporte na engenharia do tecido ósseo é atuar como transportador de células e manter o espaço e criar um ambiente no qual as células possam proliferar e produzir a matriz óssea desejada. As células transplantadas perdem frequentemente a função desejada após a transferência do sistema de cultura in vitro para o local recetor in vivo. Para resolver estes problemas, estão a ser desenvolvidos suportes com a capacidade de fornecer factores bioquímicos a uma taxa predeterminada durante um período de tempo definitivo.

Estes andaimes inteligentes têm a vantagem de serem capazes de:

1. Promove a invasão capilar precoce

2. Manter a atividade celular e o fenótipo desejado

3. Introduzir a diferenciação osteoblástica de células progenitoras existentes no tecido recetor

Estes materiais inteligentes podem revolucionar a investigação na área da engenharia de tecidos, uma vez que a libertação controlada de factores bioquímicos e de crescimento a partir de um suporte pode aumentar a penetração, proliferação e diferenciação das células e a produção de matriz óssea e melhorar a vascularização dos enxertos.

PLASMA RICO EM plaquetas

O PRP é definido como o volume da fração de plasma do sangue autólogo com uma concentração de plaquetas acima da linha de base (200.000 plaquetas/_L). Os efeitos biológicos vantajosos na regeneração óssea parecem ocorrer quando se utiliza PRP com uma concentração de plaquetas de aproximadamente 1.000.000/_L. [50] A primeira aplicação tópica de gel de plaquetas, "mistura de plaquetas-fibrinogénio-trombina", utilizada por Rosenthal para a adesão da córnea e para a selagem de feridas perfurantes da córnea em coelhos. [51]

Posteriormente, foi utilizado, com o nome de "adesivo de plaquetas-fibrinogénio-trombina", para reduzir a hemorragia relacionada com a anastomose microvascular num modelo de rato e para reparar fístulas cerebroespinhais em cães. Alguns anos mais tarde, estes produtos foram considerados não só como adesivos de tecidos de fibrina, mas também como aplicações com propriedades curativas diretas. Knighton e colaboradores utilizaram concentrados de plaquetas que continham, por exemplo, "factores de cicatrização de feridas derivados de plaquetas" (PDWHF) para o tratamento de úlceras cutâneas crónicas que não cicatrizavam. Finalmente, em 1998, Marx reintroduziu o conceito e o termo PRP para definir uma fonte autóloga de fator de crescimento derivado de plaquetas e fator de crescimento transformador beta e utilizou-o na reconstrução óssea maxilofacial. Alguns anos mais tarde, o Dr. Joseph Choukroun introduziu uma segunda geração de concentrados de plaquetas, denominada "fibrina rica em plaquetas" (PRF), que fornece uma estrutura osteocondutora juntamente com factores de crescimento para estimular as células do próprio doente no sentido de uma resposta regenerativa. [52]

A fibrina rica em plaquetas (FRP) é uma matriz de fibrina na qual as citocinas plaquetárias, os factores de crescimento e as células se encontram retidos e podem ser libertados após um determinado período de tempo, podendo servir como uma membrana reabsorvível. O potencial regenerativo das plaquetas foi introduzido em 1974, quando Ross et al. identificaram o fator de crescimento derivado das plaquetas como um fator de crescimento sérico para fibroblastos, células musculares lisas e células gliais (Kohler e Lipton 1974; Ross et al. 1974; Westermark e Wasteson 1976). Atualmente, está bem documentado que as plaquetas fornecem um conjunto rico de factores de crescimento variados, como o PDGF-AB (fator de crescimento derivado das plaquetas A B), o TGF-β1 (fator de crescimento transformador beta-1), o VEGF (factores de crescimento endotelial vascular), o fator de crescimento dos fibroblastos, o fator de crescimento semelhante à insulina, o fator de crescimento epidérmico, o fator de crescimento do tecido conjuntivo, etc.

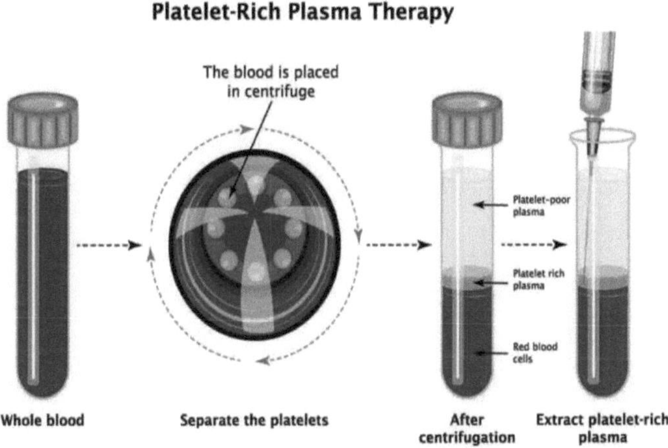

Fig. 10. Processo da terapia PRP

FIBRINA RICA EM PLAQUETAS

O PRF é constituído por um complexo de fibrina empacotado que consiste em leucócitos, citocinas e glicoproteínas como a trombospondina. Numa estrutura condensada de PRF, os leucócitos ocupam uma posição integral na libertação de factores de crescimento, para além de uma resposta imunitária. A promoção da regeneração dos tecidos e da cicatrização de feridas é conseguida graças a esta suspensão concentrada de plaquetas ricas em factores de crescimento.

O PRF é ideal para a revascularização de dentes permanentes imaturos com polpas necróticas, fornecendo uma estrutura rica em factores de crescimento, aumentando a proliferação e diferenciação celular. Actua como uma matriz para o crescimento dos tecidos. Além disso, a libertação gradual de factores de crescimento à medida que a matriz de fibrina é reabsorvida assegura um processo de cicatrização estável. Evidências de espessamento progressivo das paredes dentinárias, alongamento da raiz, regressão da lesão periapical e fechamento apical foram relatadas por Shivashankar et al. após o uso de PRF em um dente com necrose pulpar e ápice aberto. A pulpotomia em dentes permanentes jovens usando PRF tem sido relatada como tendo resultados positivos. Além disso, em vez de utilizar apenas biomateriais para o aumento ósseo após o tratamento de defeitos periapicais, a combinação de PRF com um biomaterial (B-TCP) oferece uma melhor alternativa de tratamento para uma cicatrização rápida. Apresenta uma regeneração óssea clínica e radiográfica mais previsível.

CLASSIFICAÇÃO E TÉCNICAS:

Estão disponíveis várias técnicas para os concentrados de plaquetas, pelo que existem vários produtos diferentes com caraterísticas biológicas e utilizações clínicas diferentes. Os métodos disponíveis podem ser classificados em quatro categorias principais: PRP puro (P-PRP), PRP rico em leucócitos (L- PRP), PRF puro (P-PRF) e PRF rico em leucócitos (L-PRF). [53]

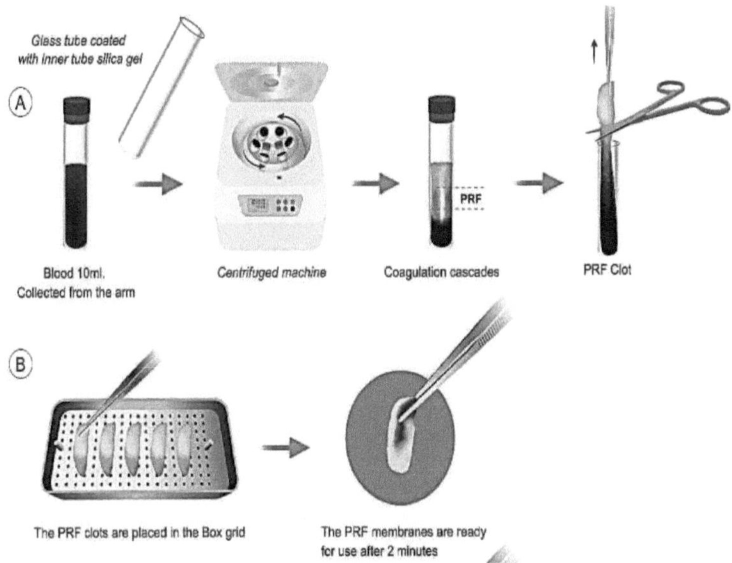

Fig. 11. Processo da PRF

DIFERENÇA ENTRE PLASMA RICO EM PLAQUETAS E PLASMA RICO EM PLAQUETAS

FIBRINA: -

	First generation – PRP	Second generation - PRF
Based on Processing Technique	• Use of bovine thrombin and calcium chloride(anticoagulants) • Two spin centrifugation • The tube is centrifuged at 1300 rpm for 10 min (soft spin). A second centrifugation is performed at 2000 rpm for 10 min (hard spin)	• No anticoagulants are used • Single spin centrifugation • The tube is centrifuged at 3000 rpm for 10 min • It involves speedy blood collection and immediate centrifugation • Simple and cost effective
Based on Architecture	• Sudden fibrin polymerization – depending on the amount of surgical additives (thrombin and calcium chloride) • Bilateral junctions (Condensed tetra molecular) are constituted with strong thrombin concentrations and allow the thickening of fibrin polymers leading to the constitution of a rigid network, unfavourable to cytokine enmeshment and cellular migration	• Slow natural polymerization on contact with glass particles of the test tube results in physiologic thrombin concentration. • Equilateral junctions (connected trimolecular) allow the establishment of a fine and flexible fibrin network able to support cytokines enmeshment and cellular migration. This 3-dimensional

		organization gives great elasticity to the fibrin matrix which is observed in a flexible, elastic and very strong PRF membrane.
Based on Biological Property	• There is immediate release of growth factors	• Growth factors are released slowly over a period of 7 or more days
Based on Therapeutic Concern	• Concern over the use of bovine thrombin, bovine factor Va may be a contaminant in certain bovine thrombin commercial preparations, antibodies to bovine factor Va may cross react with human factor Va and may produce coagulopathies and rare bleeding episodes	• No coagulopathies and no bleeding episodes. An in vitro study showed that PRF is superior to PRP, considering the expression of alkaline phosphatase and induction of mineralization, caused markedly by release of TGF-β, and PDGF-AB

Tabela 3. Diferença entre plasma rico em plaquetas e fibrina rica em plaquetas

BIOREACTOR

O biorreactor pode ser definido como qualquer aparelho que tente imitar e reproduzir as condições fisiológicas, a fim de manter e incentivar a cultura de células para regeneração de tecidos. Os parâmetros da cultura de células, como a temperatura, o pH, os gradientes bioquímicos e a tensão mecânica, devem ser continuamente controlados durante a fase de maturação. É essencial que os bioreactores sejam concebidos e fabricados de acordo com especificações que diferem de tecido para tecido. [54] (Fig.)

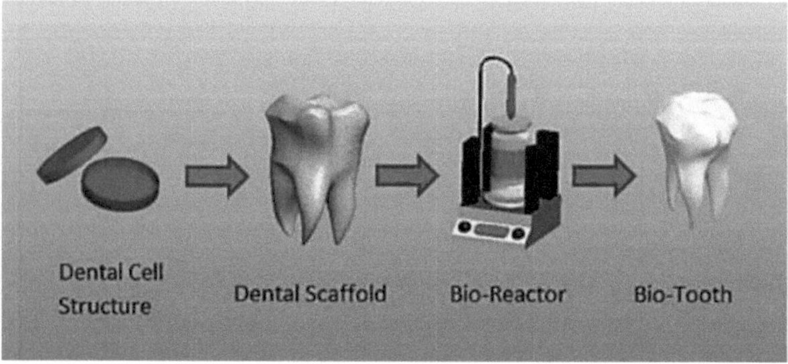

Figura 12. Ilustração esquemática da engenharia de tecidos do dente.[55]

<u>ENDODONTIA REGENERATIVA</u>

A endodontia regenerativa é uma das modalidades de tratamento emergentes na medicina dentária. O tratamento endodôntico de dentes permanentes imaturos com necrose pulpar/periodontite apical apresenta uma situação clínica desafiante. A própria base da endodontia regenerativa é o conceito de engenharia de tecidos, que utiliza células estaminais, estruturas de suporte e factores de crescimento para regenerar o complexo dentina-polpa. Estes desenvolvimentos corroboram as tentativas de preservar as raízes naturais, um dos principais objectivos do tratamento endodôntico.

A endodontia regenerativa é definida como "procedimentos de base biológica concebidos para substituir as estruturas dentárias danificadas, incluindo a dentina e as estruturas radiculares, bem como as células do complexo dentino-pulpar" (Murray et al. 2007). Com base nesta definição, a terapia endodôntica regenerativa (RET) tem como objetivo regenerar o complexo dentino-pulpar danificado por infeção, trauma ou anomalia de desenvolvimento de dentes permanentes imaturos com polpa necrótica.

Uma vez que foram sugeridos muitos tipos de procedimentos de tratamento endodôntico regenerativo, é importante ter conhecimento do procedimento que é geralmente utilizado. A Associação Americana de Endodontia (AAE) sugere que o tratamento endodôntico regenerativo pode ser usado para dentes de um paciente complacente com polpa necrótica, um ápice imaturo e espaço pulpar não necessário para pino e núcleo.

AS CONSIDERAÇÕES ACTUAIS PARA A ENDODONTIA REGENERATIVA PROCEDIMENTO DE TRATAMENTO

TERAPIA ENDODÔNTICA REGENERATIVA (PRIMEIRA CONSULTA)

Local anesthesia, isolation under rubber dam and access cavity preparation

Irrigation with 20ml of 1.5% NaOCl for 5 mins and saline 20ml/canal for 5mins

dry the canal with paper points

placement of intracanal medicament

calcium hydroxide   -or-
low concentration TAP

temporary seal with 3-4 mm of Cavit/ IRM/ GIC

recall the patient after 1-4 weeks

TERAPIA ENDODÔNTICA REGENERATIVA (SEGUNDA CONSULTA)

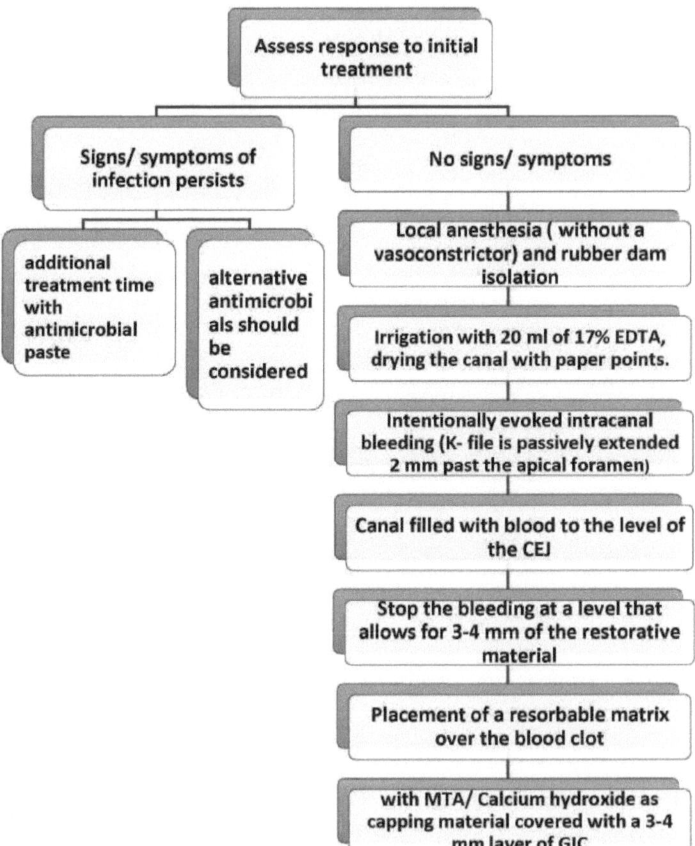

Fig. 13. As considerações actuais para os procedimentos de tratamento endodôntico regenerativo (Cortesia da Associação Americana de Endodontia, 2021)

PASSOS PARA REALIZAR QUATRO TIPOS DE REGENERAÇÃO TRATAMENTOS ENDODÔNTICOS

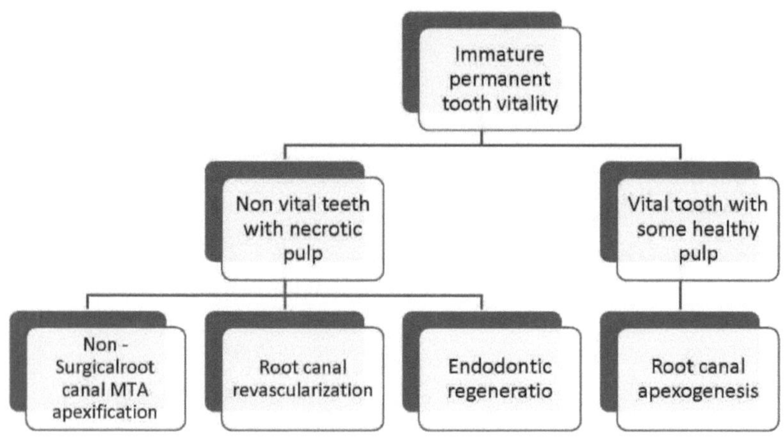

Fig. 14. Passos para a realização de quatro tipos de tratamentos endodônticos regenerativos [56]

RESULTADOS RADIOGRÁFICOS

Chen *et al.*[57] descreveram cinco tipos de respostas para dentes tratados com REPs:

- Tipo 1 - aumento do espessamento da parede do canal e desenvolvimento contínuo da raiz

- Tipo 2 - não se observa desenvolvimento radicular significativo (o ápice da raiz é rombo e fechado)

- Tipo 3 - maturação radicular continuada, mas o forame apical permanece aberto

- Tipo 4 - presença de calcificação grave ou obliteração do espaço do canal

- Tipo 5 - formação de barreira de tecido duro no canal entre o MTA coronal e o ápice da raiz

REVASCULARIZAÇÃO DO CANAL RADICULAR

A revascularização pode ser definida como a invaginação de células periodontais indiferenciadas da região apical em dentes imaturos[58]. [O crescimento do tecido é direcionado para o espaço do canal radicular após a descontaminação passiva que remove, parcial ou totalmente, o tecido pulpar e/ou os seus restos necróticos. A regeneração do tecido pulpar pode apresentar um tratamento alternativo ideal à terapia tradicional do canal radicular. O conceito atual de regeneração do tecido pulpar inclui duas abordagens possíveis. A primeira é a revascularização, onde se espera que um novo tecido pulpar cresça nos canais radiculares a partir dos tecidos remanescentes que existem apicalmente no canal radicular[59]. A segunda inclui a substituição da polpa doente por um tecido saudável que é capaz de revitalizar o dente e restaurar o processo de formação de dentina[2]. [A terapia com células estaminais, a terapia genética, a impressão de células tridimensionais (3D), o implante de scaffolds e o implante de polpa são sugeridos para esta abordagem. O procedimento de revascularização do canal radicular tem como objetivo restaurar o fornecimento de sangue aos tecidos pulpares necróticos de dentes permanentes imaturos [2]. Alguns pesquisadores indicam a revascularização como uma abordagem regenerativa[3] . Outros consideram que a regeneração pulpar é incompleta se restrita apenas à revascularização e deve incluir outros eventos significativos, como o alinhamento dos odontoblastos na superfície da dentina e a geração dos diferentes tipos de fibras nervosas da polpa dentária (ou seja, nociceptivas, simpáticas e parassimpáticas). [60]

A revascularização, por si só, não é nova. Ela foi introduzida por Ostby [61] em 1961, e em 1966, Rule e Winter[62] documentaram o desenvolvimento radicular e a formação de barreira apical em casos de necrose pulpar em crianças. Em 1972, Ham et al. [6[3]] demonstraram o fechamento apical de dentes imaturos sem polpa em macacos. Em 2001, Iwaya et al. [64] e em 2004, Banchs e Trope[59] demonstraram as vantagens dessa modalidade de tratamento, que resultou em uma maturação normal radiograficamente aparente de toda a raiz.

LÓGICA DA REVASCULARIZAÇÃO

De acordo com Windley et al. [65] (2005), o sucesso da revascularização de dentes imaturos com periodontite apical depende principalmente de:

1. Desinfeção do canal: Este é considerado um fator chave para o sucesso do tratamento.

2. Colocação de um andaime no canal para os tecidos em crescimento: Uma vez concluída a desinfeção do canal, o ápice é irritado mecanicamente para induzir a formação de coágulos, que servirão de suporte para a geração de tecidos.

3. Vedação à prova de bactérias da abertura de acesso:

A cavidade de acesso é restaurada com um material que a sela contra bactérias. A técnica de revascularização depende da indução de sangramento através do forame apical aberto para dentro do canal quimicamente limpo. A dentina do canal e o coágulo sanguíneo[59] são os suportes para a revascularização do canal radicular. Mais recentemente, o plasma rico em plaquetas (PRP) e a fibrina rica em plaquetas (PRF) são sugeridos como outros possíveis suportes. [66]

INDICAÇÕES:

- O dente traumatizado deve ser não vital e não ser adequado para tratamentos de apexogénese, apexificação, pulpotomia parcial ou obturação do canal radicular.
- O dente deve ser permanente e imaturo, com um ápice bem aberto e polpa exposta. O dente deve ter paredes finas que beneficiarão de um desenvolvimento contínuo da raiz, para que se torne mais forte e menos propenso a falhas em anos posteriores, em bom estado de saúde, e ter pais/tutores dispostos a levá-lo a várias consultas. O paciente deve ter entre 7 e 16 anos de idade.
- O paciente/pais/responsáveis devem ser informados de que o tratamento de regeneração endodôntica é experimental e que ainda não foram criadas diretrizes padronizadas.
- A pasta de antibiótico pode ser utilizada como desinfetante adicional ao hipoclorito de sódio, mas o doente deve ser alertado para a possibilidade de descoloração.
- Deve ser utilizado um anestésico sem vasoconstritor quando se tenta induzir a revascularização (hemorragia) no canal radicular.
- Deve ser colocado um revestimento fino de MTA branco ou hidróxido de cálcio por

cima do coágulo sanguíneo.

- Um selante endodôntico não é biocompatível para a regeneração e não pode ser utilizado.

- O dente deve ser restaurado com um ionómero de vidro modificado por resina para ajudar a evitar microinfiltrações, com uma restauração de cobertura de resina composta ou com a substituição total da coroa, dependendo da gravidade dos danos na coroa.

CONSIDERAÇÕES CLÍNICAS

Paciente jovem

- Dentes infectados imaturos com cessação da maturação radicular - necrose pulpar

Instrumentação mínima ou inexistente das paredes dentinárias

- É necessário algum grau de desbridamento mecânico para romper o biofilme nas paredes do canal para que a maturação continue a ocorrer.

Desinfeção do sistema de canais radiculares

- A infeção impede a regeneração, a reparação e a atividade das células estaminais
- Desinfeção química - não deve prejudicar a sobrevivência e a capacidade proliferativa das células estaminais do doente
- NaOCl a 1,5% (20 Ml/canal, 5 min) - irrigado com soro fisiológico ou EDTA (20 ml/canal, 5 min) - agulha de irrigação posicionada a cerca de 1 mm da extremidade da raiz - minimizar a citotoxicidade para as células estaminais nos tecidos apicais
- 17% de expressão de sobrevivência SCAP aumentada pelo EDTA, revertendo parcialmente os efeitos deletérios do NaOCI
- Desmineralizar a dentina e expor a matriz da dentina à libertação de factores de crescimento da matriz da dentina
- Promoveu a adesão, migração e diferenciação das células estaminais da polpa dentária em direção ou sobre a dentina
- Aumentar a aderência do tecido mineralizado recém-formado às paredes da

raiz

- Aconselha-se o enxaguamento final com EDTA antes da criação de um coágulo sanguíneo.

PROTOCOLO DE DESINFECÇÃO

A eficácia de um regime triplo de antibióticos para desinfetar o espaço do canal radicular foi testada e verificada pela primeira vez por Sato et al (1996) e a utilização clínica da mistura demonstrou sucesso em termos de resultados clínicos.

O tratamento desses dentes imaturos nos relatos de casos tem as seguintes caraterísticas

a) Pouca ou nenhuma instrumentação

b) Irrigação com 2,5-5,25% de NaOCI, 3% de peróxido de hidrogénio e/ou Peridex

c) A medicação intra-canal com agentes antimicrobianos consiste em partes iguais de metronidazol, minociclina e ciprofloxacina numa forma de pasta com uma concentração de 20 mg/ml. Esta pasta de antibióticos foi preparada pela primeira vez por Hoshino et al 1996 como 3 Mix-MP. A pasta de antibiótico é composta por 400 mg de metronidazol, 250 mg de ciprofloxacina e 50 mg de minociclina, manipulados em pomada de macrogel ou veículo de propilenoglicol para obter uma consistência cremosa. Na proporção de 1:5 (MP: 3Mix), a função é reforçar as raízes estruturalmente enfraquecidas, e o prognóstico da raiz restaurada é melhorado (Fig. 15),[50]

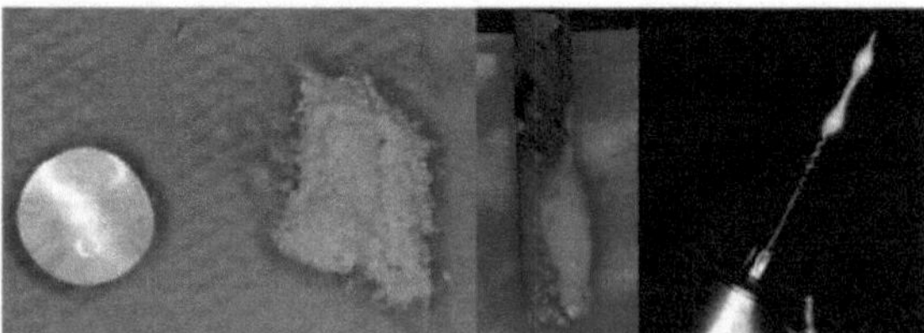

Figura 15: Consistência e inserção da pasta antibiótica tripla

PAPEL DA PASTA DE ANTIBIÓTICOS

A descoloração da coroa após o tratamento endodôntico regenerativo é motivo de grande preocupação. É normalmente observada com o uso de TAP composto por minociclina. [67] Também há relatos de descoloração com hidróxido de cálcio. [68] A câmara pulpar pode ser selada com agente de ligação à dentina para evitar a coloração com o TAP. O TAP também deve permanecer abaixo da junção cemento-esmalte. Se houver algum resíduo de pasta na câmara pulpar, este deve ser removido e limpo com bolas de algodão embebidas em álcool absoluto. A pasta antibiótica dupla constituída por ciprofloxacina e metronidazol ou o TAP modificado em que a minociclina é substituída por claritromicina[69] ou Fosfomicina[70] ou cefuroxima [71] ou Arestin[72] ou cefaclor[73] demonstraram evitar a coloração. O Biodentine pode ser utilizado em vez do MTA para reduzir o risco de descoloração. [74]

O sucesso do procedimento endodôntico de revascularização depende da desinfeção eficaz do canal. As pastas de antibióticos são combinações de mais do que um antibiótico misturado numa consistência de pasta.

AGENT	DESCRIPTION
Triple antibiotic paste ("3mix")	Ciprofloxacin, metronidazole, minocycline (1:1:1) in a macrogol/ propylene glycol vehicle
Modified triple antibiotic paste	Ciprofloxacin, metronidazole, cefaclor
Double antibiotic paste	Ciprofloxacin, metronidazole
Calcium hydroxide paste	Calcium hydroxide

Tabela 4: Diferentes pastas antibióticas utilizadas.

Gluconato de clorexidina a 2% (CHX):

- Utilizado isoladamente ou em combinação com NaOCl- eficácia contra Candida albicans e Enterococcus faecalis

- Widbiller et al.- efeito direto na viabilidade das SCAP, citotoxicidade indireta, impacto negativo na sobrevivência e fixação de DPSCs e SCAPs

Ácido cítrico:

- O ácido cítrico é tão eficaz como o EDTA na remoção do componente inorgânico da smear layer e na descalcificação da dentina

- Hristov et al- 10% de ácido cítrico + 1,5% de NaOCl- não há diferença estatisticamente significativa entre o efeito do ácido cítrico a 10% e do EDTA a 17% na vitalidade das SCAPS.

- Chae et al. eficiente para libertar TGF-B1 in vitro com maior biocompatibilidade do que o EDTA.

Colocação de medicamento intra-canal

- Protocolo AAE-TAP-não superior a 0,1 mg/mL conc. conducente à sobrevivência e proliferação de células estaminais.

- Hidróxido de cálcio - favorece a sobrevivência e a proliferação das SCAP, bem como a maturação das raízes.

- SCAPs - maior sobrevivência quando cultivadas em dentina exposta a hidróxido de cálcio do que TAP.

Criação de um coágulo sanguíneo ou de um andaime proteico no canal

- A hemorragia evocada desencadeia uma acumulação significativa de células estaminais indiferenciadas no espaço do canal (Fig. 21)
- Em alternativa, plasma rico em plaquetas (PRP), fibrina rica em plaquetas (PRF) ou matriz de fibrina autóloga (AFM)

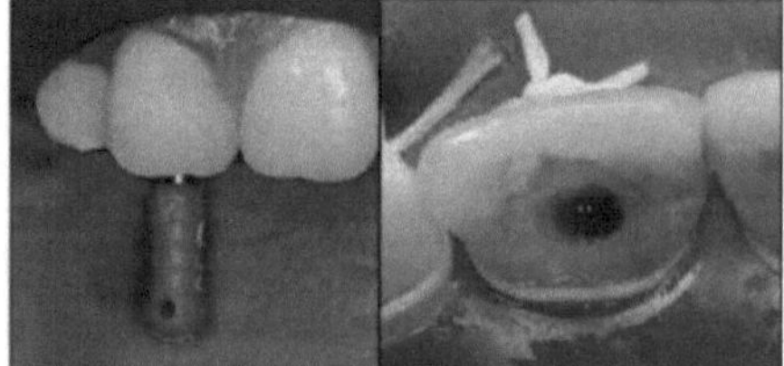

Fig. 16. Coágulo de sangue no canal

Selagem coronal eficaz

- Barreira coronal - impede a fuga coronal de microrganismos

- Quando se forma um coágulo sanguíneo, uma peça pré-medida de Collaplug é cuidadosamente colocada no topo do coágulo sanguíneo - serve de matriz interna para a colocação de aproximadamente 3 mm de MTA branco seguido de uma camada de 3-4 mm de ionómero de vidro
- É então colocada uma restauração de resina composta reforçada

VANTAGENS

- Tempo de tratamento curto, a abordagem é simples
- Desenvolvimento contínuo da raiz e reforço da raiz
- Evita a possibilidade de rejeição imunitária e de transmissão de agentes patogénicos
- Rentável
- Não é necessária a obturação do canal

MECANISMO DE REVASCULARIZAÇÃO:

1. É possível que algumas células vitais da polpa permaneçam na extremidade apical do canal radicular e que essas células possam proliferar na matriz recém-formada e se diferenciar em odontoblastos sob a influência organizadora das células da bainha epitelial radicular de Hertwig, que são bastante resistentes à destruição, mesmo na presença de inflamação. Os odontoblastos recém-formados podem depositar dentina atubular na extremidade apical, causando apexogénese (alongamento da raiz), bem como nos aspectos laterais das paredes dentinárias do canal radicular, reforçando e fortalecendo a raiz. [75]

2. Outro mecanismo possível para o desenvolvimento contínuo da raiz pode ser devido a células estaminais multipotentes da polpa dentária. Estas células da extremidade apical podem ser semeadas nas paredes dentinárias existentes e podem diferenciar-se em odontoblastos e depositar dentina terciária ou atubular. [76]

3. O terceiro mecanismo possível pode ser atribuído à presença de células estaminais no ligamento periodontal que podem proliferar, crescer para a extremidade apical e dentro do canal radicular, e depositar tecido duro tanto na extremidade apical como nas paredes laterais da raiz. [76]

4. O quarto mecanismo possível de desenvolvimento radicular pode ser atribuído às células estaminais da papila apical ou da medula óssea. A instrumentação para além dos limites do canal radicular para induzir hemorragia também pode transplantar células estaminais mesenquimatosas do osso para o lúmen do canal. Estas células têm uma grande capacidade de proliferação. [77]

5. Outro mecanismo possível poderia ser o facto de o próprio coágulo sanguíneo, sendo uma fonte rica em factores de crescimento, poder desempenhar um papel importante na regeneração. Estes incluem o fator de crescimento derivado das plaquetas, o fator de crescimento endotelial vascular (VEGF), o fator de crescimento epitelial derivado das plaquetas e o fator de crescimento tecidular, podendo estimular a diferenciação, o crescimento e a maturação de fibroblastos, odontoblastos, cementoblastos, etc., a partir de células mesenquimatosas imaturas e indiferenciadas na matriz tecidular recém-formada. [78]

6. A anatomia radicular dos dentes imaturos (por exemplo, apresentando ápice aberto, canal radicular largo e paredes finas de dentina radicular) pode favorecer a comunicação do espaço do canal e do tecido periodontal para alcançar a cicatrização apical com o tecido periodontal. Relativamente à abertura apical, a revascularização parece ser mais previsível quando o diâmetro apical é superior a 1 mm e é pouco provável que ocorra em aberturas apicais mais estreitas do que 0,3 mm. [79]

REVASCULARIZAÇÃO - PROCEDIMENTO CLÍNICO

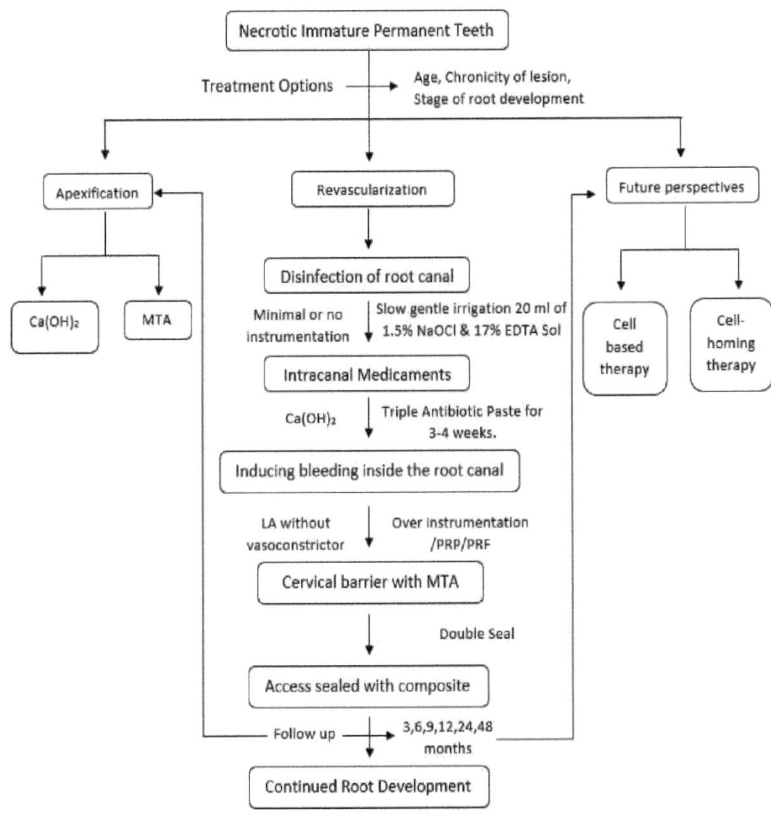

Fig. 17. Revascularização

<table>
<tr><td valign="top">

Clinical & Radiographic

- No pain, soft tissue swelling or sinus tract
- Resolution of apical radiolucency
- Increased width of root walls
- Increased root length
- Positive pulp vitality test response

</td><td valign="top">

Degree of success of Regenerative Endodontic procedures

- **Primary Goal**- Elimination of symptoms & evidence of bony healing
- **Secondary Goal**- Increased root wall thickness and/or increased root length
- **Tertiary Goal**- Positive response of vitality testing

</td></tr>
</table>

LIMITAÇÕES:

Existem vários relatos de casos que demonstram resultados clínicos e radiográficos bem-sucedidos desta abordagem de tratamento em dentes com uma ou mais raízes. Nalguns estudos, o resultado dos tratamentos endodônticos regenerativos de dentes imaturos necróticos foi inferior ao ideal, incluindo a ausência de aumento do comprimento da raiz, o não aumento da espessura da parede do canal radicular e a falta de formação do ápice do dente. [80]

Existem algumas limitações a esta abordagem- [81]

Claro, aqui estão as limitações dos procedimentos endodônticos regenerativos (REPs) em forma de ponto:

1. Composição imprevisível das células: A composição das células no coágulo de fibrina durante a revascularização é imprevisível, afectando a regeneração dos tecidos.

2. Potencial para doença pulpar: Os dentes revitalizados podem ser susceptíveis a novas doenças pulpares, podendo ser necessário um retratamento.

3. Calcificação do canal: Existe o risco de calcificação completa do canal, o que pode comprometer a estética e complicar futuros procedimentos endodônticos.

4. Incompatibilidade com o pilar e núcleo: As restaurações Post and Core não são viáveis porque o tecido vital nos dois terços apicais do canal não pode ser comprometido.

5. Descoloração da coroa: Existe um risco de descoloração da coroa ao longo do tempo.

6. Estirpes bacterianas resistentes: O procedimento pode contribuir para o desenvolvimento de estirpes bacterianas resistentes.

7. Reacções alérgicas: Existe a possibilidade de reacções alérgicas aos materiais utilizados.

8. Falta de dados a longo prazo: Os resultados clínicos a longo prazo ainda não estão disponíveis e a fonte do tecido regenerado ainda não foi identificada.

DIFERENÇA ENTRE REVASCULARIZAÇÃO DA POLPA E REGENERAÇÃO DA POLPA

A revascularização da polpa é o restabelecimento da vascularização ou angiogénese no canal radicular. [8 2] Não sugere o repovoamento de odontoblastos. A regeneração pulpar não ocorre na ausência de revascularização e é tratada de forma incompleta se não houver revestimento da camada odontoblástica na superfície dentinária, fibras nervosas nociceptivas e simpáticas e parassimpáticas, fibroblastos intersticiais e células estaminais/progenitoras, que repõem as células pulpares no tecido pulpar recém-regenerado.

TECNOLOGIAS POTENCIAIS PARA A REGENERAÇÃO ENDODONTIA

1) IMPLANTAÇÃO DE CÉLULAS ESTAMINAIS PÓS-NATAIS II[83]

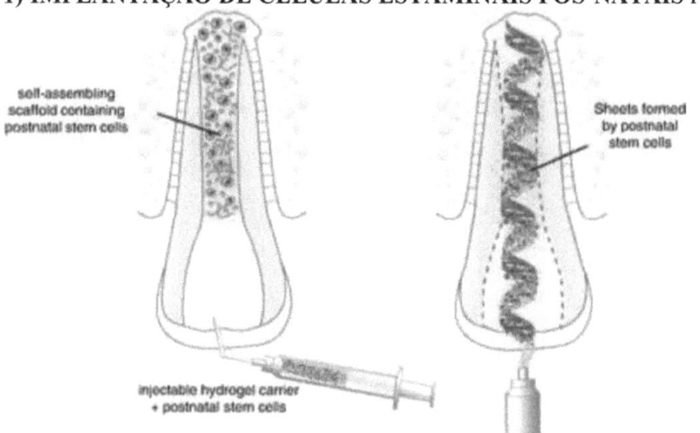

Fig. 18. Transplante pós-natal de células estaminais utilizando andaimes injectáveis

O método mais simples de administrar células com potencial regenerativo é injetar células estaminais pós-natais em sistemas de canais radiculares desinfectados após a abertura do ápice. As células estaminais pós-natais podem ser derivadas de vários tecidos, incluindo pele, mucosa bucal, gordura e osso. Um grande obstáculo à investigação é a identificação de uma fonte de células estaminais pós-natais capaz de se diferenciar nas diversas populações celulares encontradas na polpa adulta, tais como fibroblastos, células endoteliais e odontoblastos. As dificuldades técnicas incluem o desenvolvimento de métodos de colheita e as técnicas ex vivo necessárias para purificar e expandir o número de células suficientemente para aplicações endodônticas regenerativas.

Uma abordagem possível é utilizar células estaminais da polpa dentária derivadas de células autólogas (do doente), retiradas de uma biópsia da mucosa bucal, ou células estaminais do cordão umbilical que tenham sido armazenadas criogenicamente após o nascimento. Outras opções incluem uma linha de células estaminais da polpa purificada alogénica, isenta de doenças e de agentes patogénicos, ou células estaminais da polpa xenogénicas (animais) cultivadas em laboratório. É importante notar que não estão atualmente disponíveis linhas de células estaminais purificadas da polpa e que os tecidos da mucosa ainda não foram avaliados para a terapia com células estaminais. Embora a recolha de células estaminais do cordão umbilical seja anunciada para futuras terapias médicas, estas células ainda não foram utilizadas na engenharia de quaisquer construções de tecidos para fins médicos regenerativos.

Existem várias vantagens na utilização de células estaminais pós-natais nesta abordagem. Em primeiro lugar, as células estaminais autógenas são relativamente fáceis de colher e distribuir por seringa, e têm o potencial de induzir a regeneração de nova polpa. Em segundo lugar, esta abordagem já é utilizada em aplicações médicas regenerativas, como a substituição da medula óssea. No entanto, também existem desvantagens neste método de administração. As células podem ter baixas taxas de sobrevivência e podem migrar para diferentes locais do corpo, levando possivelmente a padrões aberrantes de mineralização. Para resolver este problema, as células poderiam ser aplicadas num coágulo de fibrina ou noutro material de suporte, o que ajudaria a manter e a posicionar a localização das células.

Em geral, são necessários suportes, células e moléculas sinalizadoras bioactivas para induzir a diferenciação das células estaminais em tipos de tecidos dentários. Por conseguinte, a probabilidade de produzir tecido pulpar novo e funcional injectando apenas células estaminais na câmara pulpar - sem um suporte ou moléculas de sinalização - é provavelmente baixa. Para uma regeneração pulpar bem sucedida, é crucial considerar os três elementos: células, factores de crescimento e suporte.

2) IMPLANTAÇÃO DE POLPA

A maioria das culturas de células in vitro cresce como uma monocamada única ligada à base dos frascos de cultura. No entanto, algumas células estaminais não sobrevivem se não forem cultivadas sobre uma camada de células de alimentação[84]. [84] Em todos estes casos, as células estaminais são cultivadas em duas dimensões. Em teoria, para pegar em culturas celulares bidimensionais e torná-las tridimensionais, as células da polpa podem ser cultivadas em filtros de membrana biodegradáveis.

Será necessário enrolar muitos filtros para formar um tecido pulpar tridimensional, que pode ser implantado em sistemas de canais radiculares desinfectados. As vantagens deste sistema de entrega são o facto de as células serem relativamente fáceis de cultivar em filtros no laboratório. O crescimento de células em filtros tem sido efectuado há várias décadas, pois é assim que se avalia a citotoxicidade de muitos materiais de teste [85]. Além disso, as folhas agregadas de células são mais estáveis do que as células dissociadas administradas por injeção em sistemas de canais radiculares vazios. Os potenciais problemas associados à implantação de lâminas de tecido pulpar cultivado prendem-se com o facto de poderem ser necessários procedimentos especializados para assegurar que as células aderem corretamente às paredes do canal radicular. As lâminas de células carecem de vascularização, pelo que apenas a porção apical dos sistemas de canais receberia estas construções celulares, sendo os sistemas de canais coronais preenchidos com estruturas capazes de suportar a proliferação celular[86]. [86] Como os filtros são camadas muito finas de células, são extremamente frágeis, o que pode dificultar a sua colocação nos sistemas de canais radiculares sem que se partam. No implante de polpa, o tecido pulpar de substituição é transplantado para sistemas de canais radiculares limpos e modelados. A fonte de tecido pulpar pode ser uma linha de células estaminais pulpares purificadas, isenta de doenças ou de agentes patogénicos, ou criada a partir de células retiradas de uma biópsia, que foi cultivada em laboratório. O tecido pulpar cultivado é cultivado em placas in vitro sobre nanofibras de polímeros biodegradáveis ou sobre placas de proteínas da matriz extracelular, como o colagénio I ou a fibronectina [87,8 8]. Até à data, o cultivo de células da polpa dentária sobre colagénios I e III não provou ser bem sucedido [8 9], mas outras matrizes, incluindo a vitronectina e a laminina, requerem investigação. A vantagem de ter as células agregadas é que localiza as células estaminais pós-natais no sistema de canais radiculares. A desvantagem desta técnica é que a implantação de folhas de células pode ser tecnicamente difícil. As folhas são muito finas e frágeis, pelo que é necessária investigação para desenvolver técnicas de implantação fiáveis. As lâminas de células também carecem de vascularização, pelo que seriam implantadas na porção apical do sistema de canais radiculares, sendo necessária a entrega coronal de um suporte capaz de suportar a proliferação celular. As células localizadas a mais de 200 m da distância máxima de difusão de oxigénio de um suprimento de sangue capilar estão em risco de anoxia e necrose[90] . O desenvolvimento desta terapia de engenharia de tecidos endodônticos parece apresentar poucos riscos para a saúde dos pacientes, embora as preocupações com as respostas imunitárias e a possível incapacidade de formar tecido pulpar funcional devam ser abordadas através de uma investigação in vivo cuidadosa e de ensaios clínicos controlados.

3)   IMPLANTAÇÃO DE ANDAIMES

Para criar uma terapia de engenharia de tecidos endodônticos mais prática, as células estaminais da polpa devem ser organizadas numa estrutura tridimensional que possa suportar a organização celular e a vascularização. Isto pode ser conseguido utilizando um suporte de polímero poroso semeado com células estaminais da polpa[91]. [91] Um suporte deve conter factores de crescimento para ajudar a proliferação e diferenciação das células estaminais, conduzindo a um desenvolvimento melhor e mais rápido dos tecidos. [92] Os factores de crescimento foram descritos na secção anterior. O andaime pode também conter nutrientes que promovam a sobrevivência e o crescimento das células [93] e, possivelmente, antibióticos para evitar o crescimento de bactérias nos sistemas de canais. A engenharia de nano-scaffolds pode ser útil na administração de medicamentos a tecidos específicos. [94]

Para além disso, o suporte pode exercer funções mecânicas e biológicas essenciais necessárias ao tecido de substituição[95]. 95] Em dentes expostos à polpa, verificou-se que as lascas de dentina estimulam a formação de pontes de dentina reparadoras [96]. As lascas de dentina podem fornecer uma matriz para a fixação das células estaminais da polpa [97] e também ser um reservatório de factores de crescimento [98]. [98] A atividade reparadora natural das células estaminais da polpa em resposta às lascas de dentina dá algum apoio à utilização de estruturas para regenerar o complexo polpa-dentina.

Para atingir o objetivo de reconstrução do tecido pulpar, os scaffolds devem cumprir alguns requisitos específicos. A biodegradabilidade é essencial, uma vez que os scaffolds precisam de ser absorvidos pelos tecidos circundantes sem necessidade de remoção cirúrgica. [99] Uma elevada porosidade e um tamanho de poro adequado são necessários para facilitar a sementeira de células e a difusão de células e nutrientes por toda a estrutura[100]. [100] A taxa de degradação deve coincidir, tanto quanto possível, com a taxa de formação de tecido; isto significa que, enquanto as células estão a fabricar a sua própria estrutura de matriz natural à sua volta, o andaime é capaz de proporcionar integridade estrutural dentro do corpo e acabará por se decompor, deixando o tecido recém-formado assumir a carga mecânica. [101]

A maioria dos materiais de suporte utilizados na engenharia de tecidos tem uma longa história de utilização na medicina como suturas bioabsorvíveis e como malhas utilizadas em pensos para feridas [102]. Os tipos de materiais de suporte disponíveis são naturais ou sintéticos, biodegradáveis ou permanentes. Os materiais sintéticos incluem o ácido poliláctico (PLA), o ácido poliglicólico (PGA) e a policaprolactona (PCL), que são todos materiais poliésteres comuns que se degradam no corpo humano [103]. [103] Estes suportes têm sido utilizados com sucesso em aplicações de engenharia de tecidos, porque são estruturas fibrosas degradáveis com a capacidade de suportar o crescimento de vários tipos diferentes de células estaminais. Os principais inconvenientes estão relacionados com as dificuldades de obter uma elevada porosidade e uma dimensão regular dos poros. Este facto levou os investigadores a concentrarem esforços na conceção de andaimes a nível nanoestrutural para modificar as interações celulares com o andaime [104]. Os andaimes podem também ser construídos a partir de materiais naturais; em particular, foram estudados diferentes derivados da matriz extracelular para avaliar a sua capacidade de suportar o crescimento celular [105]. Vários materiais proteicos, como o colagénio ou a fibrina, e materiais polissacáridos, como o quitosano ou os glicosaminoglicanos (GAG), ainda não foram bem estudados. No entanto, os primeiros resultados são promissores para apoiar a sobrevivência e a função das células [106, 107], embora algumas reacções imunitárias a estes tipos de materiais possam ameaçar a sua utilização futura como parte da medicina regenerativa.

3) ADMINISTRAÇÃO INJECTÁVEL DE ANDAIMES

As estruturas rígidas de andaimes de engenharia de tecidos fornecem um excelente suporte para as células utilizadas no osso e noutras áreas do corpo onde o tecido de engenharia é necessário para fornecer suporte físico. [108] No entanto, nos sistemas de canais radiculares, não é necessária uma polpa de engenharia de tecidos para fornecer suporte estrutural ao dente. Isto permitirá que o tecido pulpar submetido a engenharia de tecidos seja administrado numa matriz de suporte tridimensional macio, como um hidrogel de polímero. Os hidrogéis são suportes injectáveis que podem ser administrados por seringa. [10^{9}, 110] Os hidrogéis têm o potencial de serem não invasivos e fáceis de aplicar nos sistemas de canais radiculares. Em teoria, o hidrogel pode promover a regeneração da polpa, fornecendo um substrato para a proliferação e diferenciação celular numa estrutura de tecido organizada[111]. [111] Os problemas anteriores com os hidrogéis incluíam um controlo limitado sobre a formação e o desenvolvimento dos tecidos, mas os avanços na formulação melhoraram drasticamente a sua capacidade de suportar a sobrevivência das células[112]. [112] Apesar destes avanços, os hidrogéis estão numa fase inicial da investigação e este tipo de sistema de entrega, embora promissor, ainda não provou ser funcional in vivo. Para tornar os hidrogéis mais práticos, a investigação está a centrar-se em torná-los foto-polimerizáveis para formarem estruturas rígidas depois de implantados no local do tecido. [113]

4) IMPRESSÃO DE CÉLULAS 3-D

Outra abordagem para a criação de tecido pulpar de substituição pode ser criá-lo utilizando uma técnica de impressão celular tridimensional [114]. [114] Em teoria, um dispositivo semelhante a um jato de tinta é utilizado para distribuir camadas de células suspensas num hidrogel [115] para recriar a estrutura do tecido da polpa dentária. A técnica de impressão celular tridimensional pode ser usada para posicionar as células com precisão [116] e este método tem o potencial de criar construções de tecido que imitam a estrutura natural do tecido da polpa dentária.

O posicionamento ideal das células numa construção de engenharia de tecidos incluiria a colocação de células odontoblastóides à volta da periferia para manter e reparar a dentina, com fibroblastos no núcleo da polpa a suportar uma rede de células vasculares e nervosas. Teoricamente, a desvantagem da utilização da técnica de impressão celular tridimensional é que seria necessária uma orientação cuidadosa da construção de tecido pulpar de acordo com a sua assimetria apical e coronal durante a colocação em sistemas de canais radiculares limpos e modelados. No entanto, as primeiras investigações ainda não demonstraram que a impressão celular tridimensional pode criar tecido funcional in vivo. [117]

5) TERAPIA GENÉTICA

O ano de 2003 foi um marco importante no domínio da genética e da biologia molecular. Nesse ano comemorou-se o 50º aniversário da descoberta da estrutura de dupla hélice do ADN por Watson e Crick. Em 14 de abril de 2003, 20 centros de sequenciação em cinco países diferentes declararam que o projeto do genoma humano estava concluído. Este marco permitirá novos tratamentos médicos que envolvem a terapia génica[118]. [118] Todas as células humanas contêm uma cadeia de 1 m de ADN com 3 mil milhões de pares de bases, com a única exceção das células não nucleadas, como os glóbulos vermelhos. O ADN contém sequências genéticas (genes) que controlam a atividade e a função das células; um dos genes mais conhecidos é o p53. [119] Novas técnicas que envolvem vectores virais ou não virais podem fornecer genes para factores de crescimento, morfogénios, factores de transcrição e moléculas da matriz extracelular a populações de células-alvo, como a glândula salivar. [120] Os vectores virais são modificados para evitar a possibilidade de causarem doenças, mas mantêm a capacidade de infeção. Vários vírus foram geneticamente modificados para fornecer genes, incluindo retrovírus, adenovírus, vírus adeno-associado, vírus herpes simplex e lentivírus. [11 1,2,22] Os sistemas de entrega de genes não virais incluem plasmídeos, péptidos, pistolas de genes, complexos ADN-ligando, electroporação, sonoporação e lipossomas catiónicos. [11 23,24] A escolha do sistema de entrega de genes depende da acessibilidade e das caraterísticas fisiológicas da população de células-alvo.

Uma revisão recente discutiu a utilização da entrega de genes na endodontia regenerativa. [125] Um dos usos da entrega de genes na endodontia seria a entrega de genes mineralizadores no tecido pulpar para promover a mineralização do tecido. No entanto, uma pesquisa na literatura indica que tem havido pouca ou nenhuma investigação neste campo, com exceção do trabalho de Rutherford. [126] Ele transfectou polpas de furão com BMP-7 de rato transfectada com cDNA que não produziu uma resposta reparadora, sugerindo que são necessárias mais pesquisas para otimizar o potencial da terapia genética da polpa. As nossas próprias observações não publicadas (P.M.) de inserção de genes mineralizantes por electroporação em culturas de células estaminais da polpa ainda não foram bem sucedidas, sugerindo que ainda há muito a fazer para utilizar a terapia genética como parte do tratamento endodôntico. Além disso, existem riscos potencialmente graves para a saúde com o uso da terapia genética; estes surgem do uso do sistema de vetor (transferência de genes), em vez dos genes expressos. [121]

A FDA aprovou a investigação sobre a terapia genética em seres humanos com doenças terminais, mas a aprovação foi retirada em 2003, depois de se ter descoberto que um rapaz de 9 anos que recebeu terapia genética desenvolveu tumores em diferentes partes do corpo. [127] Os investigadores têm de aprender a controlar com precisão a terapia genética e a torná-la muito específica para as células, para desenvolver uma terapia genética que seja segura para ser utilizada clinicamente. Devido ao aparente alto risco de perigos para a saúde, o desenvolvimento de uma terapia genética para realizar o tratamento endodôntico parece muito improvável num futuro próximo. A terapia gênica é um campo relativamente novo, e faltam evidências que demonstrem que essa terapia tem o potencial de salvar a polpa necrótica. Atualmente, os potenciais benefícios e desvantagens são, em grande parte, teóricos.

Stem cell therapy: autologous or allogenic stem or cells are delivered to teeth via injectable matrix		✓ Quick, ✓ Easy delivery ✓ Least painful ✓ Cells are easy to harvest	➤ Low cell survival ➤ Cells do not produce new functioning pulp ➤ High risk of complications
Pulp implant: pulp tissue is grown in the laboratory in sheets and implanted surgically		✓ Sheets of cells are easy to grow ✓ More stable than an injection of dissociated cells	➤ Sheets lack vascularity so only small constructs are possible ➤ Must be engineered to fit root canal precisely
Scaffold implant: pulp cells are seeded onto a 3-D scaffold made of polymers and surgically implanted		✓ Structure supports cell organization ✓ Some materials may promote vascularization	➤ Low cell survival after implantation ➤ Must be engineered to fit root canal precisely
3-D cell printing: ink-jet-like device dispenses layers of cells in a hydrogel which is surgically implanted		✓ Multiple cell types can be precisely positioned	➤ Must be engineered to fit root canal precisely ➤ Early-stage research has yet to prove functional in vivo
Injectable scaffolds: polymerizable hydrogels, alone or containing cell suspension are delivered by injection		✓ Easy delivery ✓ May promote regeneration by providing substitute for extracellular matrix	➤ Limited control over tissue formation ➤ Low cell survival ➤ Early-stage research has yet to prove functional in vivo
Gene therapy: mineralizing genes are transfected into the vital pulp cells of necrotic and symptomatic teeth		✓ May avoid cleaning and shaping root canals ✓ May avoid the need to implant stem cells	➤ Most cells in a necrotic tooth are already dead ➤ Difficult to control ➤ Risk of health hazards ➤ Not approved by the FDA

Fig. 19. Vantagens e desvantagens destas questões de desenvolvimento para técnicas endodônticas regenerativas

HOMING CELULAR II[128]

O conceito de homing celular na regeneração da polpa dentária e da dentina foi proposto pela primeira vez por Kim K et al. em 2010. Na regeneração de tecidos, o homing celular consiste em 2 processos celulares distintos: Recrutamento e diferenciação celular. O recrutamento é a migração celular direcional para lesões ou defeitos nos tecidos, enquanto a diferenciação é o processo de transformação de células estaminais/progenitoras em células progressivamente maduras e de síntese de matriz. As células estaminais/progenitoras são capazes de se diferenciar em odontoblastos, fibroblastos da polpa e outras células de nicho na regeneração da polpa dentária e da dentina. Para garantir o sucesso da regeneração da polpa dentária e da dentina no adulto, os factores de crescimento exógenos e/ou endógenos devem induzir o crescimento de fibrilhas neurais e células endoteliais, juntamente com outras células residentes nos vasos sanguíneos. O conceito de homing celular para a regeneração da polpa foi testado primeiro num modelo animal ectópico utilizando vários factores de crescimento. Neste estudo, dentes humanos extraídos com uma única raiz foram extirpados da polpa e esterilizados, e os canais radiculares dos dentes foram preenchidos com estruturas de colagénio e combinações de factores de crescimento, tais como factores de crescimento de fibroblastos básicos, factores de crescimento derivados de plaquetas, factores de crescimento endotelial vascular, factores de crescimento nervoso e proteínas morfogenéticas ósseas. Os dentes foram implantados no tecido subcutâneo de ratos durante três semanas. A análise histológica e o ensaio de imunoabsorção enzimática revelaram a formação de tecidos vascularizados e reinervados com tecido duro semelhante à dentina no espaço do canal radicular dos dentes colhidos. Na abordagem de homing celular, não é conhecida a origem das células estaminais/progenitoras que se dirigem para o espaço do canal.

Apesar do impressionante crescimento no campo da endodontia regenerativa, muitos desafios permanecem sem resposta, conforme discutido abaixo. O amplo espetro de respostas associadas na polpa inclui a regeneração neural e vascular.

Regeneração dos nervos

A polpa dentária é ricamente inervada. O principal suprimento nervoso entra na polpa através do forame apical, juntamente com os elementos vasculares. Os nervos seguem para a área coronal e formam um plexo na proximidade dos odontoblastos e, finalmente, entram nos túbulos dentinários. Eles incluem nervos sensoriais e simpáticos. Existem três tipos de nervos sensoriais A e C. As suas funções, localização e interações com a polpa, a dentina, a vasculatura e as células imunitárias são diferentes. Em geral, as fibras do tipo A são mielinizadas e as fibras do tipo C não são mielinizadas. A localização citoquímica dos neuropeptídeos, Peptídeo Relacionado ao Gene da Calcitonina (CGRP), Fator de Crescimento Nervoso (NGF), Fator Neurotrófico Derivado de Células Gliais (GDNF) e neurofilamentos varia com o tipo de fibra nervosa. A sequência temporal da inervação da polpa dentária depende dos gradientes de factores de crescimento neurotróficos que emanam das células da polpa. O NGF, o fator neurotrófico derivado do cérebro (BDNF) e o GDNF são expressos na polpa dentária. O GDNF é ainda transportado retrogradamente para os corpos celulares dos neurónios do trigémeo a partir da polpa dentária.

As células da polpa dentária adquirem a morfologia de neurónios. Os nervos pulpares desempenham um papel fundamental na regulação do fluxo sanguíneo, do fluxo do fluido dentinário e da pressão. Além disso, há evidências de regulação neural dos fibroblastos pulpares, da inflamação e da imunidade. A inervação da polpa tem um papel crítico na homeostase da polpa dentária. A invasão de células imunes e inflamatórias em dois locais de lesão na polpa é estimulada pelos nervos sensoriais. A desnervação sensorial resulta numa rápida necrose da polpa exposta devido à diminuição do fluxo sanguíneo e ao extravasamento de células imunitárias. A reinervação leva à recuperação da dentina coronal. As células de Schwann parecem libertar factores de crescimento neurotróficos e desempenham um papel no recrutamento de nervos sensoriais e simpáticos durante a reinervação. Assim, as fibras nervosas pulpares contribuem para a angiogénese, o extravasamento de células imunitárias e regulam a inflamação para minimizar os danos iniciais, manter o tecido pulpar e reforçar os mecanismos de defesa pulpar. As Proteínas Morfogénicas Ósseas (BMP's) têm um papel na formação reparadora/regenerativa da dentina. É de salientar que os membros da família BMP têm efeitos pronunciados na neurogénese. Assim, é provável que as BMP possam ser utilizadas na terapia regenerativa da polpa e que a dentinogénese possa ter efeitos benéficos concomitantes na regeneração dos nervos. O interesse crescente na engenharia de tecidos dentários deve ter em conta as interações neuro-pulpares e a regeneração dos nervos. Os desafios incluem os mecanismos nociceptivos, a alteração dos limiares da dor em dentes inflamados e a dor dentária. Assim, a vida dos dentes pode ser possivelmente prolongada através da preservação da polpa e dos odontoblastos e da promoção da reparação e regeneração através do estudo das interações neuropulpares. Os progressos recentes nas células estaminais e progenitoras dentárias e nos mecanismos de neurotrofismo das células da polpa dentária asseguram avanços na regeneração dos nervos com base nas interações neuropulpares.

Regeneração vascular

O sistema vascular na polpa dentária desempenha um papel na nutrição e no fornecimento de oxigénio e como um canal para a remoção de resíduos metabólicos. Os elementos celulares dos vasos sanguíneos, como as células endoteliais, os pericitos e as células associadas, contribuem para a homeostase pulpar juntamente com os nervos. Assim, a contribuição vascular para a regeneração do complexo dentino-pulpar é imensa. As arteríolas entram na câmara pulpar através do forame apical, juntamente com o suprimento nervoso. As arteríolas ramificadas formam um plexo capilar sob a camada de odontoblastos. Durante o desenvolvimento e a regeneração, há um aumento da atividade vascular e do fluxo sanguíneo. Existe uma via comum de reação vascular a estímulos variados, tais como químicos, físicos, incluindo mecânicos e térmicos.

Esta reação inclui uma inflamação local, dilatação dos vasos sanguíneos e aumento do fluxo sanguíneo. O extravasamento de leucócitos e o aumento da permeabilidade vascular é uma caraterística da resposta vascular precoce.

A vasculatura da polpa desempenha um papel importante na regulação da inflamação e subsequente reparação e regeneração da dentina. Existe uma associação íntima dos elementos neurais com o fornecimento vascular da polpa dentária, sugerindo a interação dos elementos neurais e vasculares e o seu envolvimento na homeostasia da polpa. A importância crítica da vasculatura na reparação e regeneração dos tecidos é bem conhecida. O Fator de Crescimento Endotelial Vascular (VEGF) é um excelente regulador da angiogénese e é conhecido por aumentar a permeabilidade vascular. O VEGF induziu a quimiotaxia, a proliferação e a diferenciação das células da polpa dentária humana. Para além disso, a matriz da dentina humana contém VEGF. A presença de VEGF na dentina e a resposta das células da polpa dentária ao VEGF levanta a possibilidade da presença de células progenitoras endoteliais na polpa dentária, juntamente com progenitores para odontoblastos e células neuronais.

Tendo em conta o papel das células progenitoras endoteliais na vascularização durante a regeneração dos tecidos, é provável que o VEGF e as células endoteliais vasculares sejam fundamentais para a regeneração da dentina. A utilidade da terapia genética na estimulação do crescimento vascular permite a estimulação local da vascularização durante a regeneração. De facto, a terapia genética que utiliza membros da família da proteína morfogenética óssea (BMP), incluindo a proteína morfogenética óssea 7 (BMP-7) e o fator de diferenciação do crescimento 11 (GDF11), induziu com êxito a regeneração da polpa dentinária. Assim, os recentes avanços na biologia vascular e VEGF e as técnicas de transferência de genes e terapia genética serão de potencial utilidade clínica na medicina dentária, especialmente na endodontia.

Obtenção de um número suficiente de células autógenas para a sementeira do andaime

Embora as células estaminais dentárias humanas tenham aplicações terapêuticas regenerativas promissoras, do ponto de vista prático, a extração de células estaminais dentárias autólogas é um desafio e a perspetiva de obter uma subpopulação de células estaminais é ainda mais difícil. Embora as células estaminais estejam presentes em todos os dentes, apenas um número limitado de dentes preenche os critérios de elegibilidade para a extração de células estaminais. Os incisivos e caninos decíduos sem patologia e com, pelo menos, um terço da raiz remanescente são candidatos à SHED, mas a maioria dos casos clínicos possui mais do que um dente cariado e, além disso, se os dentes demorarem mais tempo a esfoliar, pode resultar numa reabsorção maior do que a necessária da raiz, que não contém polpa e, por conseguinte, não contém células estaminais. As DPSC em humanos adultos estão limitadas à disponibilidade dos terceiros molares e não são repostas após a extração, como acontece com a medula óssea. As células isoladas de tecidos adultos são frequentemente difíceis de expandir in vitro e geralmente não mantêm o seu fenótipo. Para ultrapassar estes problemas, têm de ser exploradas outras fontes de células estaminais. Relatórios recentes descrevem a presença de células estaminais mesenquimais/progenitoras com capacidades regenerativas em polpas e tecidos periapicais inflamados humanos, apresentando possibilidades intrigantes ainda por explorar. RS et al investigaram a possibilidade de utilizar células estaminais mesenquimais somáticas (MSC) de outras fontes utilizando um suporte biomimético incorporado na matriz extracelular (ECM) da polpa dentária e verificaram que o suporte ECM derivado da polpa dentária estimulou a diferenciação odontogénica das PDLSC e das HMSC sem necessidade de adição exógena de factores de crescimento e diferenciação. Os restos epiteliais de Malassez (ERM's) também demonstraram ser capazes de sofrer uma transição epitelial-mesenquimal. Células estaminais não dentárias para aplicação dentária.

Andaimes

Os andaimes actuam como transportadores de tipos específicos de células e orientam e apoiam a regeneração dos tecidos. Vários problemas que devem ser abordados são: Necessidade de um suporte vascularizado adequado para promover a formação de grandes estruturas de tecido. O tamanho da maioria das construções de engenharia de tecidos é pequeno (1-2 mm) devido à difusão limitada de nutrientes e metabolitos em suportes não vascularizados. Como consequência, os estudos que utilizam abordagens baseadas em andaimes dependem frequentemente da maturação in vivo de um pequeno andaime seguido de implantação no maxilar para desenvolver uma estrutura semelhante a um dente. As abordagens in vitro ultrapassam o problema da difusão limitada recorrendo a bio-reactores baseados em perfusão ou fluxo que facilitam uma troca mais profunda de moléculas no interior da estrutura.

As tecnologias à microescala que apoiam a vascularização e melhoram a difusão podem ajudar no desenvolvimento de grandes construções de tecidos. A microfabricação tem sido utilizada para fabricar estruturas de engenharia de tecidos com leitos capilares de microengenharia. Os micro e nano canais fornecem passagem para a difusão de oxigénio e nutrientes para apoiar as células em construções de engenharia de tecidos. A fotolitografia é uma técnica em que as redes vasculares em suportes são criadas expondo seletivamente à luz uma solução sensível à luz através de uma fotomáscara. A solução exposta polimeriza, enquanto a solução mascarada não polimerizada é lavada, resultando na produção de micro canais.

Distribuição das células no suporte

A associação da pulverização bio-eletrónica com técnicas de produção de andaimes pode produzir biomateriais com células distribuídas de forma homogénea em toda a estrutura. A técnica de impressão celular tridimensional pode ser utilizada para posicionar com precisão as células e criar construções de tecido que imitam a estrutura natural do tecido da polpa dentária. As abordagens baseadas em andaimes têm o potencial para a formação rápida de um dente funcional com a forma correta e no local desejado, mas têm de ultrapassar os desafios associados à fixação ao maxilar, infeção, movimento repetitivo e capacidade de suportar carga durante a maturação. Os pellets derivados de lâminas de células estaminais sem andaimes têm um maior potencial odontogénico, mas requerem um controlo preciso da forma e orientação do dente.

Factores de crescimento

Os factores de crescimento actuam como sinais para induzir a proliferação e/ou diferenciação celular. A principal desvantagem dos factores de crescimento é que é necessário um conjunto diferente de factores de crescimento para induzir células estaminais de diferentes fontes a atingir uma diferenciação específica. Além disso, a segurança, a quantidade e o tempo de administração dos factores de crescimento constituem um desafio significativo. Este problema pode ser ultrapassado através da utilização de andaimes biomiméticos incorporados na MEC, que podem ser produzidos em grandes quantidades e são específicos para cada doente, sem complicações de resposta imunitária, e não requerem a administração de factores de crescimento exógenos. Outro inconveniente é a aplicação de níveis de carga mais elevados de factores de crescimento para compensar a sua solubilidade fisiológica, o que pode resultar em efeitos secundários indesejáveis e num controlo espacial limitado. O microencapsulamento ou a ligação destes factores ao suporte pode resolver estes problemas. Também podem ser utilizadas micropartículas contendo factores de crescimento para controlar a atividade das células.

Desinfeção dos espaços do canal radicular

A desinfeção dos espaços dos canais radiculares de dentes imaturos é bastante difícil e são necessários regimes antimicrobianos mais eficazes para criar um ambiente propício. Embora a pasta antibiótica tripla (TAP) seja a pasta antibiótica estabelecida, tem os seus próprios inconvenientes. A TAP é radiolúcida, o veículo da TAP (propilenoglicol) pode ser difícil de remover da superfície da dentina, pelo que é necessária uma consulta adicional para remover a TAP e, mais uma vez, a abertura do dente para remover a TAP introduz o risco de recontaminação. Para ultrapassar estes problemas, são necessários melhores antibióticos reabsorvíveis, simples ou múltiplos, veículos compatíveis para a sua administração e material radio-opaco para conseguir uma desinfeção eficiente e fácil que possa ser facilmente monitorizada. Os andaimes contendo antibióticos podem responder a estes problemas. Uma estrutura polimérica nanofibrosa electrospun com antibiótico incorporado pode servir como dispositivo de administração de medicamentos in vitro para a desinfeção de canais. A sua utilização pode melhorar a administração do fármaco devido à elevada área de superfície das fibras dispostas numa estrutura de interligação que permite a libertação controlada do fármaco e melhora a adaptação do fármaco à parede do canal no procedimento de regeneração. Como a estrutura se degrada com o tempo, não é necessário removê-la, o que reduz as consultas e o risco subsequente de contaminação bacteriana. Além disso, a libertação do fármaco pode ser manipulada, ou seja, pode ser rápida, intermédia ou retardada, dependendo do polímero utilizado. Foi comunicada a eficácia de um suporte electrospun como sistema de administração de fármacos antimicrobianos biologicamente seguro para a endodontia regenerativa. As nanofibras poliméricas electrospun sintéticas estão a ser investigadas como modos de administração de fármacos.

O único objetivo do medicamento antibiótico intracanal é eliminar os micróbios. Se este objetivo for alcançado por outros meios, então os antibióticos podem ser evitados. O sistema de irrigação apical de pressão negativa EndoVac fornece agentes irrigantes de forma segura a toda a extensão do terminal do canal radicular, removendo assim eficazmente o tecido orgânico e os contaminantes microbianos. Além disso, é o único método capaz de limpar a área do istmo. Criando assim condições óptimas para procedimentos endodônticos regenerativos sem a utilização de antibióticos.

Estudos também demonstraram que a pressão negativa apical com irrigação de hipoclorito de sódio resultou em reduções bacterianas semelhantes às do uso de irrigação apical com pressão positiva e um antibiótico triplo em dentes imaturos e formação de tecido mineralizado equivalente e processo de reparação. Além disso, a utilização de pressão apical negativa e hipoclorito de sódio também evita o risco de resistência aos medicamentos, descoloração dos dentes e reacções alérgicas.

Descoloração

A Pasta Antibiótica Tripla (TAP) está associada a uma descoloração grave devido à presença de minociclina, que se liga ao cálcio da dentina formando complexos insolúveis. Para evitar a coloração durante a utilização da TAP, a câmara pulpar deve ser selada com um agente de ligação à dentina e garantir que a TAP permanece abaixo da junção cemento-esmalte (CEJ). O clínico deve remover a pasta residual da câmara pulpar e limpá-la com bolinhas de algodão embebidas em álcool absoluto. O TAP modificado, no qual a minociclina é substituída por medicamentos não descolorantes, como a claritromicina ou a fosfomicina ou a cefuroxima ou o Arestin ou o cefaclor, demonstrou ser eficaz na eliminação de agentes patogénicos endodônticos e conseguiu evitar o efeito de coloração permanente da coroa. O hidróxido de cálcio também pode ser utilizado em alternativa. Além disso, a presença de agregado de trióxido mineral cinzento (MTA) e MTA branco pode ser outra fonte de descoloração que pode ser evitada utilizando materiais bioactivos alternativos da cor do dente, como o cimento de mistura enriquecida com cálcio (CEM) sobre o coágulo sanguíneo.

Resultado imprevisível

As diretrizes dadas pela ADA para a avaliação de acompanhamento dos procedimentos de regeneração pulpar incluem dentes clinicamente assintomáticos e funcionais. A avaliação radiográfica aos 6-12 meses deve mostrar a resolução da radiolucência periapical. Também pode ser observado um aumento da espessura da parede dentinária. Aos 12-24 meses, a radiografia deve mostrar um aumento da espessura da parede dentinária juntamente com um aumento do comprimento da raiz. Com base nestas diretrizes, foram relatadas na literatura muitas histórias de sucesso. Nalguns casos, verifica-se uma resposta positiva aos testes de polpa fria e/ou eléctrica. Estes resultados indicam o sucesso dos procedimentos endodônticos regenerativos. Em contraste com isso, a literatura também relata alguns casos em que, apesar de seguir o protocolo adequado, a regeneração pulpar e o desenvolvimento radicular falharam. Mesmo após a utilização de estratégias de engenharia de tecidos, foi depositado tecido duro semelhante a cemento nas paredes do canal radicular e, nalguns casos, foram encontradas ilhas ósseas ao longo dos canais radiculares. A formação de uma barreira de tecido duro no interior do canal entre o tampão coronal de MTA e o ápice da raiz é outro resultado desfavorável relatado. Estes resultados podem não ser considerados como fracassos clínicos, mas mostram que o resultado do protocolo atual de regeneração pulpar pode ser imprevisível.

Os procedimentos endodônticos regenerativos devem ser avaliados de forma sistemática, reconhecendo que existem diferentes níveis de resultados possíveis que têm significados diferentes para os pacientes, clínicos e cientistas. Os resultados centrados no paciente representam a base dessa pirâmide, simbolizando a importância fundamental de alcançar a cura, o restabelecimento da função e a satisfação do paciente.

As considerações clínicas da Associação Americana de Endodontistas (AAE, 2016) para procedimentos endodônticos regenerativos definem o sucesso em três medidas:

• Objetivo primário (essencial): A eliminação dos sintomas e a evidência de cicatrização óssea

• Objetivo secundário (desejável): Aumento da espessura da parede da raiz e/ou aumento do comprimento da raiz

• Objetivo terciário: resposta positiva aos testes de vitalidade

PERSPECTIVA FUTURA DA ENDODONTIA REGENERATIVA [20]

As estratégias endodônticas regenerativas estão continuamente a ser actualizadas e melhoradas para beneficiar a medicina dentária de todas as formas possíveis. A regeneração do tecido pulpar baseia-se atualmente em dois métodos: abordagens sem células e baseadas em células. Na abordagem baseada em células, procede-se ao isolamento e à expansão ex vivo de células estaminais derivadas do hospedeiro ou de natureza alogénica para serem semeadas no suporte e transplantadas para o canal radicular para regeneração. São utilizadas células estaminais específicas da polpa, tais como células estaminais da polpa dentária, células estaminais de dentes decíduos esfoliados e células estaminais da papila apical. Estas células estaminais resultam na regeneração de tecido semelhante à polpa e na formação de tecido semelhante à dentina nas paredes do canal. No entanto, este método tem inconvenientes, tais como dificuldades na disponibilidade, isolamento e expansão das células estaminais, cultura, manuseamento, custo, rejeição imunitária, políticas regulamentares governamentais e a competência do clínico. A abordagem de homing celular ou abordagem sem células envolve a utilização de moléculas de sinalização biológica para a migração, proliferação e diferenciação de células estaminais endógenas. As moléculas de sinalização para a regeneração da polpa foram consideradas factores de crescimento, tais como o fator de crescimento endotelial vascular, o fator básico de crescimento dos fibroblastos, o fator de crescimento derivado das plaquetas, o fator de crescimento dos nervos e a proteína morfogenética óssea. Apesar de a abordagem de homing celular ser mais simples, económica e facilmente executada por clínicos sem formação especial, existe falta de conhecimento relativamente aos factores de crescimento a utilizar nos Procedimentos Endodônticos Regenerativos (REP).

Estão em curso estudos que visam a utilização de células estaminais da polpa com o fator estimulador de colónias de granulócitos (G-CSF) para a regeneração da polpa/dentina, a fim de restaurar totalmente o dente em vez de o obturação, o capeamento ou a extração. Recentemente, foi anunciada uma caixa de PRF para produzir um exsudado hidratado homogeneamente espesso, rico em plaquetas, vitronectina, leucócitos e fibronectina expressa a partir dos coágulos de fibrina, que melhorou as questões relativas ao manuseamento do coágulo de fibrina rica em plaquetas (PRF). É provável que o próximo avanço na medicina dentária regenerativa seja a disponibilidade de kits dentários regenerativos, que permitirão aos dentistas a capacidade de administrar terapias regenerativas localmente como parte da prática dentária de rotina.

A endodontia regenerativa combinada com a revascularização oferece uma abordagem promissora para o tratamento de dentes imaturos com polpa necrótica. Esta técnica envolve a limpeza e desinfeção do sistema de canais radiculares utilizando um mínimo de instrumentação e agentes antimicrobianos, seguida da indução de hemorragia no espaço do canal para criar um coágulo sanguíneo. O coágulo sanguíneo serve de suporte para a migração de células estaminais e para a regeneração de tecido semelhante à polpa. Ao combinar os procedimentos endodônticos regenerativos com a revascularização, o objetivo é não só eliminar a infeção, mas também promover o desenvolvimento de tecidos vitais, levando à maturação contínua da raiz e ao fortalecimento da estrutura do dente. Esta abordagem híbrida pode melhorar significativamente o prognóstico de dentes que, de outra forma, estariam comprometidos.

CONCLUSÃO [21]

A engenharia de tecidos e a medicina regenerativa revolucionaram o campo da medicina dentária, oferecendo abordagens promissoras para restaurar e regenerar os tecidos dentários afectados por cáries, traumatismos ou outras condições. Ao longo dos anos, as estratégias regenerativas evoluíram da simples reparação das estruturas dentárias para o objetivo da restauração completa dos tecidos perdidos com estruturas biologicamente semelhantes. Esta mudança da medicina dentária operatória tradicional para práticas regenerativas modernas realça o potencial destes métodos avançados para transformar os resultados clínicos.

A integração de células estaminais, factores de crescimento e técnicas de engenharia de tecidos é particularmente significativa no desenvolvimento da endodontia regenerativa, com o potencial de regenerar os tecidos da polpa e da dentina. No entanto, a obtenção de resultados previsíveis e fiáveis continua a ser um grande desafio, particularmente devido às complexidades da revascularização e à intrincada interação entre inflamação e regeneração.

À medida que a investigação continua a avançar, há uma necessidade crescente de colaboração multidisciplinar entre clínicos, engenheiros, cientistas e técnicos para otimizar e integrar os vários componentes das terapias regenerativas. A transposição dos resultados pré-clínicos para a prática clínica é crucial para o sucesso destas terapias. Apesar de o campo estar na sua fase inicial, os potenciais benefícios da endodontia regenerativa são imensos. Com inovação contínua e investigação de alta qualidade, estas abordagens poderão eventualmente substituir os tratamentos tradicionais, oferecendo vantagens a longo prazo aos pacientes e melhorando significativamente o âmbito dos cuidados dentários.

BIBLIOGRAFIA

1. Cervino G, Laino L, D'Amico C, Russo D, Nucci L, Amoroso G, Gorassini F, Tepedino M, Terranova A, Gambino D, Mastroieni R. Aplicações do agregado de trióxido mineral em endodontia: Uma revisão. Revista europeia de odontologia. 2020 Oct;14(04):683-91.

2. Murray P.E., Garcia-Godoy F., Hargreaves K.M. Regenerative Endodontics: Uma revisão da situação atual e um apelo à ação. J. Endod. 2007;33:377-390. doi: 10.1016/jjoen.2006.09.013.

3. Kaushik S.N., Kim B., Cruz Walma A.M., Choi S.C., Wu H., Mao J.J., Jun H.W., Cheon K. Biomimetic microenvironments for regenerative endodontics. Biomater. Res. 2016;20:1-12. doi: 10.1186/s40824-016-0061-7.

4. Antunes LS, Salles AG, Gomes CC, Andrade TB, Delmindo MP, Antunes LA. A efetividade da revascularização pulpar na formação radicular de dentes permanentes imaturos necrosados: Uma revisão sistemática. Ata Odontologica Scandinavica. 2016 Apr 2;74(3):161-9.

5. Chisini LA, Grazioli G, Francia A, San Martin AS, Demarco FF, Conde MC. Revascularização versus técnica de barreira apical com plug de agregado de trióxido mineral: Uma revisão sistemática. Giornale italiano di endodonzia. 2018 Jun 1;32(1):9-16.

6. Duggal M, Tong HJ, Al-Ansary M, Twati W, Day PF, Nazzal H. Intervenções para o tratamento endodôntico de dentes anteriores permanentes imaturos traumatizados não vitais em crianças e adolescentes: uma revisão sistemática das provas e diretrizes da Academia Europeia de Dentisteria Pediátrica. Arquivos Europeus de Odontopediatria. 2017 Jun;18:139-51.

7. Kharchi AS, Tagiyeva-Milne N, Kanagasingam S. Procedimentos endodônticos regenerativos, desinfectantes e resultados: uma revisão sistemática. Jornal dentário primário. 2020 Dec;9(4):65-84.

8. Kontakiotis EG, Filippatos CG, Agrafioti A. Níveis de evidência para o resultado da terapia endodôntica regenerativa. Journal of Endodontics. 2014 Aug 1;40(8):1045-53.

9. Metlerska J, Fagogeni I, Nowicka A. Efficacy of autologous platelet concentrates in regenerative endodontic treatment: a systematic review of human studies. Journal of endodontics. 2019 Jan 1;45(1):20-30.

10. Nicoloso GF, Goldenfum GM, Pizzol TD, Scarparo RK, Montagner F, de Almeida Rodrigues J, Casagrande L. Revascularização pulpar ou apexificação para o tratamento de dentes permanentes imaturos necrosados: revisão sistemática e meta-análise. Journal of Clinical Pediatric Dentistry. 2019 Jan 1;43(5):305-13.

11. Torabinejad M, Nosrat A, Verma P, Udochukwu O. Tratamento endodôntico regenerativo ou tampão apical de agregado de trióxido mineral em dentes com polpas necróticas e ápices abertos: uma revisão sistemática e meta-análise. Journal of endodontics. 2017 Nov 1;43(11):1806-20.

12. Alghamdi FT, Alqurashi AE. Terapia endodôntica regenerativa no tratamento da dentição permanente necrótica imatura: uma revisão sistemática. O Jornal Científico Mundial. 2020;2020(1):7954357.

13. do Couto AM, Espaladori MC, Leite AP, Martins CC, de Aguiar MC, Abreu LG. Revisão sistemática da revascularização pulpar utilizando uma pasta tripla de antibióticos. Odontopediatria. 2019 Sep 15;41(5):341-53.

14. Histologia oral de Ten cate: desenvolvimento, estrutura e função

15. Manual de polpa dentária de Seltzer e Bender

16. Caminhos da polpa: Stephen cohen e Richard burns : sexta edição

17. Trope M. Potencial regenerativo da polpa dentária. J Endod 2008;34: S13-7.

18. Dinsmore CE, editor. A history of regeneration research: milestones in the evolution of a science. Cambridge University Press; 2007 Dez 3.

19. Programa de Medicina Regenerativa Mary e Dick Holland, Universidade de Nebraska. https://www.unmc.edu/regenerativemed

20. Rosa V, Botero TM, Nor JE. A endodontia regenerativa à luz do paradigma das células estaminais. International dental journal. 2011 Aug; 61:23-8.

21. Bansal R, Jain A, Mittal S. Panorama atual dos desafios da endodontia regenerativa. Journal of Conservative Dentistry and Endodontics (Jornal de

Dentisteria Conservadora e Endodontia). 2015 Jan 1;18(1):1- 6.

22. Kim K, Lee CH, Kim BK, Mao JJ. Dente com forma anatómica e regeneração periodontal por homing celular. Journal of dental research. 2010 Aug;89(8):842- 7.

23. Associação Americana de Endodontistas. Glossário de termos endodônticos. Associação Americana de Endodontistas; 2020.

24. Hargreaves KM, Giesler T, Henry M, Wang Y. Potencial de regeneração do dente permanente jovem: o que o futuro nos reserva? J Endod. 2008 Jul;34(7 Suppl):S51-6.

25. Zhang J, Ding H, Liu X, Sheng Y, Liu X, Jiang C. Dental follicle stem cells: tissue engineering and immunomodulation. Células estaminais e desenvolvimento. 2019 Ago 1;28(15):986-94.

26. Nisha Garg, Amith Garg. Livro de texto de endodontia. Primeira edição 2007. Capítulo 2 - Tecido perirradicular da polpa ;7-12.

27. EvansM.J., Kaufman M.H.Establishment in culture of pluripotential cells from mouse embryos. Nature 1981;292(5819):154-6

28. Hu CC, Zhang C, Qian Q, Tatum NB. Formação de dentina reparadora em molares de ratos após capeamento pulpar direto com factores de crescimento. Journal of Endodontics. 1998 Nov 1;24(11):744-51.

29. Honda MJ, Tsuchiya S, Sumita Y, Sagara H, Ueda M. A sementeira sequencial de células epiteliais e mesenquimais para a regeneração de dentes com engenharia de tecidos. Biomaterials. 2007 Feb 1;28(4):680-9.

30. Durand SH, Romeas A, Couble ML, Langlois D, Li JY, Magloire H, Bleicher F, Staquet MJ, Farges JC. Expressão do inibidor de TGF-β/BMP EVI1 em células da polpa dentária humana. archives of oral biology. 2007 Aug 1;52(8):712-9.

31. Duncan HF, Cooper PR. As propriedades bioactivas da dentina e os avanços moleculares na regeneração da polpa. Avanços endodônticos e diretrizes clínicas baseadas em evidências. 2022 Sep 22:51-73.

32. Sedgley CM, Botero TM. Células estaminais dentárias e suas fontes. Dent Clin North Am 2012;56:549-61.

33. Izumi T, Yamada K ,Inoue H, Watanabe K ,Nishigawa .Fibrinogénio/fibrina e fibronectina no complexo pulpar dentário após preparação de cavidades em molares de ratos .Oral Surg Oral Mwd Oral Pathol Oral Radiol Endod 1998;86;587-91.

34. Tahriri M, Torres R, Karkazis E, Karkazis A, Bader R, Vashaee D, Tayebi L. Aplicações da engenharia de tecidos duros e moles em medicina dentária. Aplicações de Engenharia Biomédica em Odontologia. 2020:179-93.

35. Huang GT, Sonoyama W, Liu Y, Liu H, Wang S, Shi S. O tesouro escondido na papila apical: o papel potencial na regeneração da polpa/dentina e na engenharia biorrotativa. Journal of endodontics. 2008 Jun 1;34(6):645-51.

36. Huang GT. Uma mudança de paradigma no tratamento endodôntico de dentes imaturos: conservação de células estaminais para regeneração. Journal of dentistry. 2008 Jun 1;36(6):379- 86.

37. Inuyama Y, Kitamura C, Nishihara T, Morotomi T, Nagayoshi M, Tabata Y, Matsuo K, Chen KK, Terashita M. Effects of hyaluronic acid sponge as a scaffold on odontoblastic cell line and amputated dental pulp. Journal of Biomedical Materials Research Part B: Applied Biomaterials: An Official Journal of The Society for Biomaterials, The Japanese Society for Biomaterials, The Australian Society for Biomaterials and the Korean Society for Biomaterials. 2010 Jan;92(1):120-8.

38. Baru O, Nutu A, Braicu C, Cismaru CA, Berindan-Neagoe I, Buduru S, Badea M. Angiogenesis in regenerative dentistry: are we far enough for therapy? Jornal Internacional de Ciências Moleculares. 2021 Jan;22(2):929.

39. Futrega K, Mosaad E, Chambers K, Lott WB, Clements J, Doran MR. Os microtecidos 3D de células estaminais/estromais derivadas da medula óssea (BMSC) cultivados em meio de indução osteogénica suplementado com BMP-2 são propensos à adipogénese. Investigação de células e tecidos. 2018 Dec;374(3):541-53.

40. Caracappa JD, Gallicchio VS. O futuro da medicina dentária: As células estaminais dentárias são uma fonte promissora para a engenharia de dentes e tecidos. J Stem Cell Res Ther. 2019;5(2):30-6.

41. Silva L. Células estaminais na cavidade oral. Estudos sobre investigação e terapia com células estaminais. 2015 Dec 31;1(1):012-5.

42. Nakashima M. Bone morphogenetic proteins in dentin regeneration for potential use in endodontic therapy. Cytokine & growth fator reviews. 2005 Jun 1;16(3):369-7 6.

43. Shah N, Logani A, Bhaskar U, Aggarwal V. Eficácia da revascularização para induzir a apexificação/apexogénese em dentes infectados, não vitais e imaturos: um estudo clínico piloto. Jornal de endodontia. 2008 Aug 1;34(8):919-25.

44. Ishizaki NT, Matsumoto K, Kimura Y, Wang X, Yamashita A. Estudo histopatológico do tecido pulpar dentário revestido com um derivado da matriz de esmalte. Journal of Endodontics. 2003 Mar 1;29(3):176-9.

45. Garg K, Mehta S, Vyaasini CS, Sindhu B, Kansal S, Sharma R. Tooth Regeneration: Transformando esperanças em realidades.

46. Chen G.,Ushida T ,Tateishi T., Scaffold Design for Tissue Engineering, Macromol. Biosci. 2002, 2, pg-67-77

47. Meyer U, Meyer T, Handschel J, Wiesmann HP, editores. Fundamentals of tissue engineering and regenerative medicine (Fundamentos da engenharia de tecidos e medicina regenerativa). Springer Science & Business Media; 2009 Feb 11.

48. Blaker JJ, Maquet V, Boccaccini AR, Jérôme R, Bismarck A. Wetting of bioactive glass surfaces by poly (α-hydroxyacid) melts: Interação entre Bioglass® e polímeros biodegradáveis. e-Polymers. 2005 Dec 1;5(1):023.

49. E. Sachlos E. , Czernuszka J.T., Making tissue engineering scaffolds work. Revisão da aplicação da tecnologia de fabrico de formas livres sólidas à produção de estruturas de engenharia de tecidos; Eu Cel Mat 2003;30;pg 29-40

50. Weibrich, G.; Hansen, T.; Kleis, W.; Buch, R.; Hitzler, W.E. Effect of platelet concentration in platelet-rich plasma on peri-implant bone regeneration (Efeito da concentração de plaquetas no plasma rico em plaquetas na regeneração óssea peri-implantar). Bone 2004, 34, 665-671.

51. Rosenthal, A.R.; Egbert, P.R.; Harbury, C.; Hopkins, J.L.; Rubenstein, E. Use of platelet-fibrinogen-thrombin mixture to seal experimental penetrating corneal wounds. Albrecht Graefes Arch. Klin. Exp. Ophthalmol. 1978, 207, 111-115.

52. Kanakamedala A, Ari G, Sudhakar U, Rajaram-Vijayalakshmi, Ramakrishnan T, Emmad P. Tratamento de um defeito de furca com uma combinação de fibrina rica em plaquetas (PRF) e enxerto ósseo - um relato de caso. ENDO (LondEngl) 2009; 3(2):127-135

53. Dohan Ehrenfest, D.M.; Rasmusson, L.; Albrektsson, T. Classificação dos concentrados de plaquetas: Do plasma puro rico em plaquetas (P-PRP) à fibrina rica em leucócitos e plaquetas (L-PRF). Trends Biotechnol. 2009, 27, 158-167.

54. Schmalz G, Galler KM. Lesão tecidular e regeneração pulpar. Jornal de investigação dentária. 2011 Jul 1;90(7).

55. Zhang L, Morsi Y, Wang Y, Li Y, Ramakrishna S. Revisão do design de andaimes e células estaminais para regeneração dentária. Revisão da ciência dentária japonesa. 2013 Feb 1;49(1):14-26.

56. Garcia-Godoy F, Murray PE. Recomendações para o uso de procedimentos endodônticos regenerativos em dentes permanentes imaturos traumatizados. Dental Traumatology. 2012 Feb;28(1):33-41.

57. Chen MY, Chen KL, Chen CA, Tayebaty F, Rosenberg PA, Lin LM. Respostas de dentes permanentes imaturos com tecido pulpar necrótico infetado e periodontite apical/abscesso a procedimentos de revascularização. Int Endod J. 2012;45:294-305.

58. Garcia-Godoy F, Murray PE. Recomendações para o uso de procedimentos endodônticos regenerativos em dentes permanentes imaturos traumatizados. Dent Traumatol. 2012; 28(12):33-41.

59. Banchs F, Trope M. Revascularização de dentes permanentes imaturos com periodontite apical: Novo protocolo de tratamento? J Endod. 2004; 30:196-200.

60. Spangberg LS. O pano novo do imperador. Oral Surg Oral Med Oral Pathol Oral Radiol Endod. 2009; 108:643-644.

6 1.Ostby BN. O papel do coágulo sanguíneo na terapia endodôntica: Um estudo histológico experimental. Ata Odontol Scand. 1961; 19:324-353.

62. Rule DC, Winter GB. Crescimento radicular e reparação apical após necrose pulpar em crianças. Br Dent J. 1966; 120:586-590.

63. Ham JW, Patterson SS, Mitchell DF. Fechamento apical induzido de dentes imaturos sem polpa em macacos. Oral Surgery, Oral Medicine, Oral Pathology. 1972 Mar 1;33(3):438- 49.

64. Iwaya S, Ikawa M. Revascularização de um dente com periodontite apical e um trato sinusal Dent Traumatol, 2001; 17:185-187.

65. Windley III W, Teixeira F, Levin L, Sigurdsson A, Trope M. Desinfeção de dentes imaturos com uma pasta tripla de antibióticos. Journal of endodontics. 2005 Jun 1;31(6):439-43.

66. Torabinejad M, Turman M. Revitalização de dente com polpa necrótica e ápice aberto utilizando plasma rico em plaquetas: Um relato de caso. J Endod. 2011; 37:265-268.

67. Kim JH, Kim Y, Shin SJ, Park JW, Jung IY. Descoloração dentária de incisivo permanente imaturo associada a antibioticoterapia tripla: relato de caso. J Endod. 2010;36:1086-91.

68. Nagata JY, Soares AJ, Souza-Filho FJ, Zaia AA, Ferraz CC, Almeida JF, et al. Avaliação microbiana de dentes traumatizados tratados com pasta antibiótica tripla ou hidróxido de cálcio com gel de clorexidina a 2% na revascularização pulpar. J Endod. 2014;40:778- 83.

69. Mandras N, Roana J, Allizond V, Pasqualini D, Crosasso P, Burlando M, et al. Eficácia antibacteriana e descoloração dentária induzida por fármacos de combinações de antibióticos para procedimentos regenerativos endodônticos. Int J Immunopathol Pharmacol. 2013;26:557- 63

70. Saoud TM, Mistry S, Kahler B, Sigurdsson A, Lin LM. Procedimentos endodônticos regenerativos para dentes traumatizados após fratura horizontal da raiz, avulsão e reabsorção radicular perfurante. J Endod. 2016;42:1476-82.

71. Lenherr P, Allgayer N, Weiger R, Filippi A, Attin T, Krastl G. Descoloração dentária induzida por materiais endodônticos: um estudo laboratorial. Int Endod J. 2012;45:942-9.

72. Krastl G, Allgayer N, Lenherr P, Filippi A, Taneja P, Weiger R. Descoloração dentária induzida por materiais endodônticos: uma revisão da literatura. Dent

Traumatol. 2013;29:2-7.

73. Thibodeau B, Trope M. Revascularização pulpar de um dente permanente imaturo infetado e necrótico: relato de caso e revisão da literatura. Pediatr Dent. 2007;29:47-50.

74. Marconyak LJ, Jr, Kirkpatrick TC, Roberts HW, Roberts MD, Aparicio A, Himel VT, et al. Uma comparação da descoloração coronal dos dentes provocada por vários materiais de reparação endodôntica. J Endod. 2016;42:470-3.

75. Saad AY. Hidróxido de cálcio e apexogénese. Cirurgia Oral, Medicina Oral, Patologia Oral. 1988 Oct 1;66(4):499-501.

76. Gronthos S, Brahim J, Li W, Fisher LW, Cherman N, Boyde A, DenBesten P, Robey PG, Shi S. Stem cell properties of human dental pulp stem cells. Journal of dental research. 2002 Aug;81(8):531-5.

77. Gronthos S, Mankani M, Brahim J, Robey PG, Shi S. Células estaminais pós-natais da polpa dentária humana (DPSCs) in vitro e in vivo. Actas da Academia Nacional de Ciências. 2000 Dec 5;97(25):13625-30.

78. Wang Q, Lin XJ, Lin ZY, Liu GX, Shan XL. Expressão do fator de crescimento endotelial vascular na polpa dentária de dentes permanentes imaturos e maduros em humanos. Shanghai Kou Qiang Yi Xue= Shanghai Journal of Stomatology. 2007 Jun 1;16(3):285- 9.

79. Andreasen JO. Reparação dos tecidos pulpares e periodontais - regeneração ou metaplasia tecidular após traumatismo dentário: uma revisão. Dent Traumatol. 2012; 28(1):19-24.

80. Bukhari S, Kohli MR, Setzer F, Karabucak B. Resultado do procedimento de revascularização: uma série de casos retrospectivos. Jornal de endodontia. 2016 Dec 1;42(12):1752- 9.

81. Udhya J, Varadharaja M. Revascularização da polpa dentária - revisão contemporânea. IJRID. 2013;3(6):1-6.

82. Hargreaves KM, Law AS. Endodontia regenerativa. Em: Hargreaves KM, Cohen S, editores. Cohen's pathways of the pulp (Vias da polpa de Cohen). 10ª ed., St. Louis,

MO: Mosby Elsevier; 2011. pp. 602-19.

83.   Kindler V. Postnatal stem cell survival: does the niche, a rare harbor where to resist the ebb tide of differentiation, also provide lineage-specific instructions? J LeukocBiol 2005;78:836-44.

84.   Ulloa-Montoya F, Verfaillie CM, Hu WS. Sistemas de cultura para células estaminais pluripotentes. J Biosci Bioeng 2005;100:12-27.

85.   Schmalz G. Utilização de culturas celulares para testes de toxicidade de materiais dentários: vantagens e limitações. J Dent 1994;22(Suppl 2):S6 -11.

86.   Peter SJ, Miller MJ, Yasko AW, Yaszemski MJ, Mikos AG. Conceitos de polímeros na engenharia de tecidos. J Biomed Mater Res 1998;43:422-7.

87.   Venugopal J, Ramakrishna S. Applications of polymer nanofibers in biomedicine and biotechnology (Aplicações de nanofibras de polímero em biomedicina e biotecnologia). Appl Biochem Biotechnol 2005;125:147-58.

88.   Fukuda J, Khademhosseini A, Yeh J, Engl G, Cheng J, Farokhzad OC, Langer R. Micropatterned cell co-cultures using layer-by-layer deposition of extracellular matrix components. Biomaterials 2006;27:1479-86.

89.   Huang GT, Sonoyama W, Chen J, Park SH. Caracterização in vitro de células da polpa dentária humana: vários métodos de isolamento e ambientes de cultura. Cell Tissue Res2006;27:1-12.

90.   Helmlinger G, Yuan F, Dellian M, Jain RK. Gradientes de pH intersticial e pO2 em tumores sólidos in vivo: medições de alta resolução revelam uma falta de correlação. Nat Med1997;3:177-82.

91.   Nakashima M. Engenharia de tecidos em endodontia. Aust Endod J 2005;31:111-3.

92.   Oringer RJ Biological mediators for periodontal and bone regeneration (Mediadores biológicos para a regeneração periodontal e óssea). CompendContin Educ Den. 2002;23:501- 4, 506 -10.

93.   Karande TS, Ong JL, Agrawal CM. Diffusion in musculoskeletal tissue engineering scaffolds: design issues related to porosity, permeability, architecture, and

nutrient mixing. Ann Biomed Engl 2004;32:1728-43.

94. Tabata Y. Nanomateriais de sistemas de administração de medicamentos para regeneração de tecidos. MethodsMol Biol 2005;300:81-100.

95. Boccaccini AR, Blaker JJ. Materiais compósitos bioactivos para andaimes de engenharia de tecidos. Expert Rev Med Devices 2005;2:303-17.

96. Kitasako Y, Shibata S, Pereira PN, Tagami J. Ponte de dentina a curto prazo de polpas mecanicamente expostas cobertas com sistemas de resina adesiva. Oper Dent 2000;25:155- 62.

97. Mjor IA, Dahl E, Cox CF. Cicatrização de exposições pulpares: um estudo ultra-estrutural. J OralPathol Med 1991;20:496 -501.

98. Silva TA, Rosa AL, Lara VS. Proteínas da matriz dentinária e factores solúveis: sinais reguladores intrínsecos da cicatrização e reabsorção dos tecidos dentários e periodontais? OralDis 2004;10:63-74.

99. Schopper C, Ziya-Ghazvini F, Goriwoda W, et al. A composição HA/TCP de um biomaterial de CaP poroso melhora a formação óssea e a degradação da estrutura: um estudo histológico a longo prazo. J Biomed Mater Res B Appl Biomater 2005;74:458-67.

100. Sachlos E, Czernuszka JT. Fazendo com que os andaimes de engenharia de tecidos funcionem. Revisão: a aplicação da tecnologia de fabrico de formas livres sólidas à produção de andaimes de engenharia de tecidos. Eur Cell Mater 2003;30:29 -39.

101. Freed LE, Vunjak-Novakovic G, Biron RJ, et al. Biodegradable polymer scaffolds for tissue engineering. Biotechnology 1994;12:689 -93.

102. Athanasiou KA, Niederauer GG, Agrawal CM. Esterilização, toxicidade, biocompatibilidade e aplicações clínicas de copolímeros de ácido poliláctico/ácido poliglicólico. Biomaterials 1996;17:93-102.

103. Taylor MS, Daniels AU, Andriano KP, Heller J. Seis polímeros bioabsorvíveis: toxicidade aguda in vitro de produtos de degradação acumulados. J Appl Biomater1994;5:151- 7.

104. Tuzlakoglu K, Bolgen N, Salgado AJ, Gomes ME, Piskin E, Reis RL. Scaffolds combinados de nano e microfibras: uma nova arquitetura para a engenharia do tecido ósseo. JMater Sci Mater Med 2005;16:1099 -104.

105. van Amerongen MJ, Harmsen MC, Petersen AH, Kors G, van Luyn MJ. A degradação enzimática de scaffolds e a sua substituição por matriz extracelular vascularizada no miocárdio murino. Biomaterials 2006;27:2247-57.

106. Griffon DJ, Sedighi MR, Sendemir-Urkmez A, Stewart AA, Jamison R. Evaluation of vacuum and dynamic cell seeding of polyglycolic acid and chitosan scaffolds for cartilage engineering. Am J Vet Res 2005;66:599-605.

107. Guo T, Zhao J, Chang J, Ding Z, Hong H, Chen J, Zhang J. Scaffold poroso de quitosana-gelatina contendo ADN plasmídeo que codifica o fator de crescimento transformador beta 1 para a proliferação de condrócitos. Biomaterials 2006;27:1095-103.

108. Elisseeff J, Puleo C, Yang F, Sharma B. Advances in skeletal tissue engineering with hydrogels (Avanços na engenharia de tecidos esqueléticos com hidrogéis). Orthod Craniofac Res 2005;8:150-61.

109. Trojani C, Weiss P, Michiels JF, et al. Cultura tridimensional e diferenciação de células osteogénicas humanas num hidrogel de hidroxipropilmetilcelulose injetável. Biomaterials 2005;26:5509 -17.

110. Dhariwala B, Hunt E, Boland T. Rapid prototyping of tissue-engineering constructs, using photopolymerizable hydrogels and stereolithography. Tissue Engl 2004;10:1316 -22.

111. Alhadlaq A, Mao JJ. Construções osteocondrais com engenharia de tecidos na forma de um côndilo articular. J Bone Joint Surg Am 2005;87:936-44.

112. Desgrandchamps F. Biomateriais na reconstrução funcional. Curr Opin Urol2000;10:201- 6.

113. Luo Y, Shoichet MS. Um hidrogel fotolábil para crescimento e migração de células tridimensionais guiadas. Nat Mater 2004;3:249 -53.

114. Dusseiller MR, Schlaepfer D, Koch M, Kroschewski R, Textor M. Um método

de impressão de microcontacto invertido em chips de poliestireno topograficamente estruturados para cultura micro-3-D de células individuais. Biomaterials 2005;26:5917-25.

115. Sanjana NE, Fuller SB. Um método rápido e flexível de impressão a jato de tinta para modelar neurónios dissociados em cultura. J Neurosci Methods 2004;136:151-63.

116. Barron JA, Krizman DB, Ringeisen BR. Impressão a laser de células individuais: análise estatística, viabilidade celular e stress. Ann Biomed Engl 2005;33:121-30.

117. Barron JA, Wu P, Ladouceur HD, Ringeisen BR. Biological laser printing: a novel technique for creating heterogeneous 3-dimensional cell patterns. Biomed Microdevices2004;6:139-47.

118. Mattick JS. O genoma humano e o futuro da medicina. Med J Aust2003;179:212- 6.

119. Morgunkova AA. A família do gene p53: controlo da proliferação celular e dos programas de desenvolvimento. Biochemistry (Mosc) 2005;70:955-71.

120. Li J, Zheng C, Zhang X, et al. Desenvolvimento de um modelo animal de grande porte conveniente para a transferência de genes para as glândulas salivares in vivo. J Gene Med 2004;6:55- 63.

121. Jullig M, Zhang WV, Stott NS. Terapia genética em cirurgia ortopédica: o estado atual. ANZ J Surg 2004;74:46 -54.

122. Heller LC, Ugen K, Heller R. Electroporation for targeted gene transfer. Expert OpinDrug Deliv 2005;2:255- 68.

123. Naldini L, Blomer U, Gallay P, et al. In vivo gene delivery and stable transduction of non dividing cells by a lentiviral vetor. Science 1996;272:263-7.

124. Nakashima M, Reddi AH. A aplicação de proteínas morfogenéticas ósseas à engenharia de tecidos dentários. Nat Biotechnol 2003;21:1025-32.

125. Nakashima M, Akamine A. A aplicação da engenharia de tecidos à regeneração da polpa e da dentina em endodontia. J Endod 2005;31:711- 8.

126. Rutherford RB. Transferência do gene BMP-7 para polpas dentárias inflamadas de furão. Eur J Oral Sci2001;109:422- 4.

127. Stolberg SG. Os ensaios sobre a terapia genética são interrompidos: a criança que participava na experiência adoece: novo revés para a investigação. NY Times 2002;A1, A25.

128. Página da Associação Americana de Endodontia Endodontia Regenerativa (http://www.aae.org/regenerativeendo)

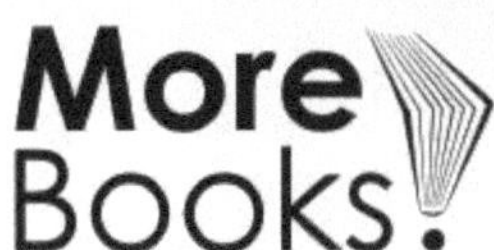

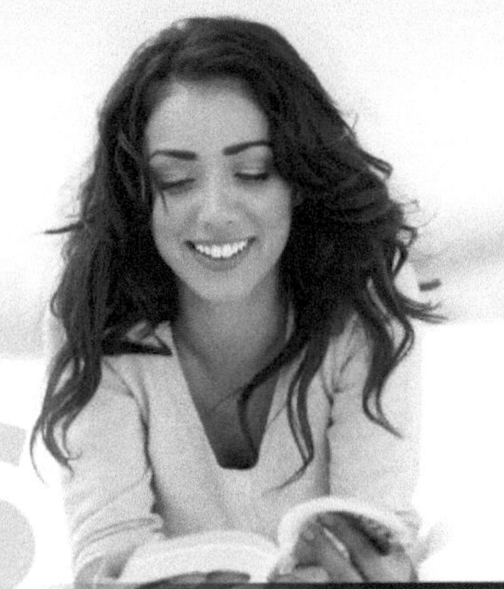

I want morebooks!

Buy your books fast and straightforward online - at one of world's fastest growing online book stores! Environmentally sound due to Print-on-Demand technologies.

Buy your books online at
www.morebooks.shop

Compre os seus livros mais rápido e diretamente na internet, em uma das livrarias on-line com o maior crescimento no mundo! Produção que protege o meio ambiente através das tecnologias de impressão sob demanda.

Compre os seus livros on-line em
www.morebooks.shop

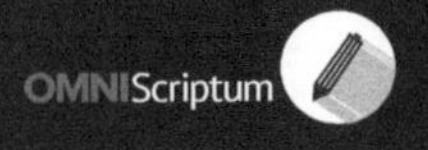

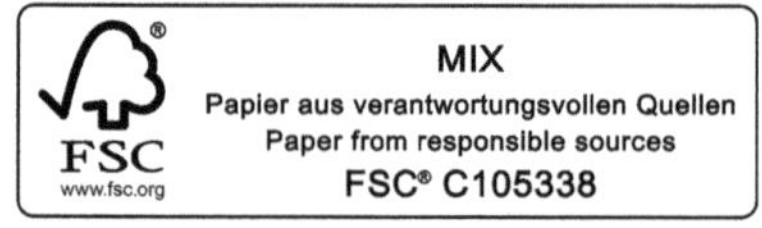

Printed by Books on Demand GmbH, Norderstedt / Germany